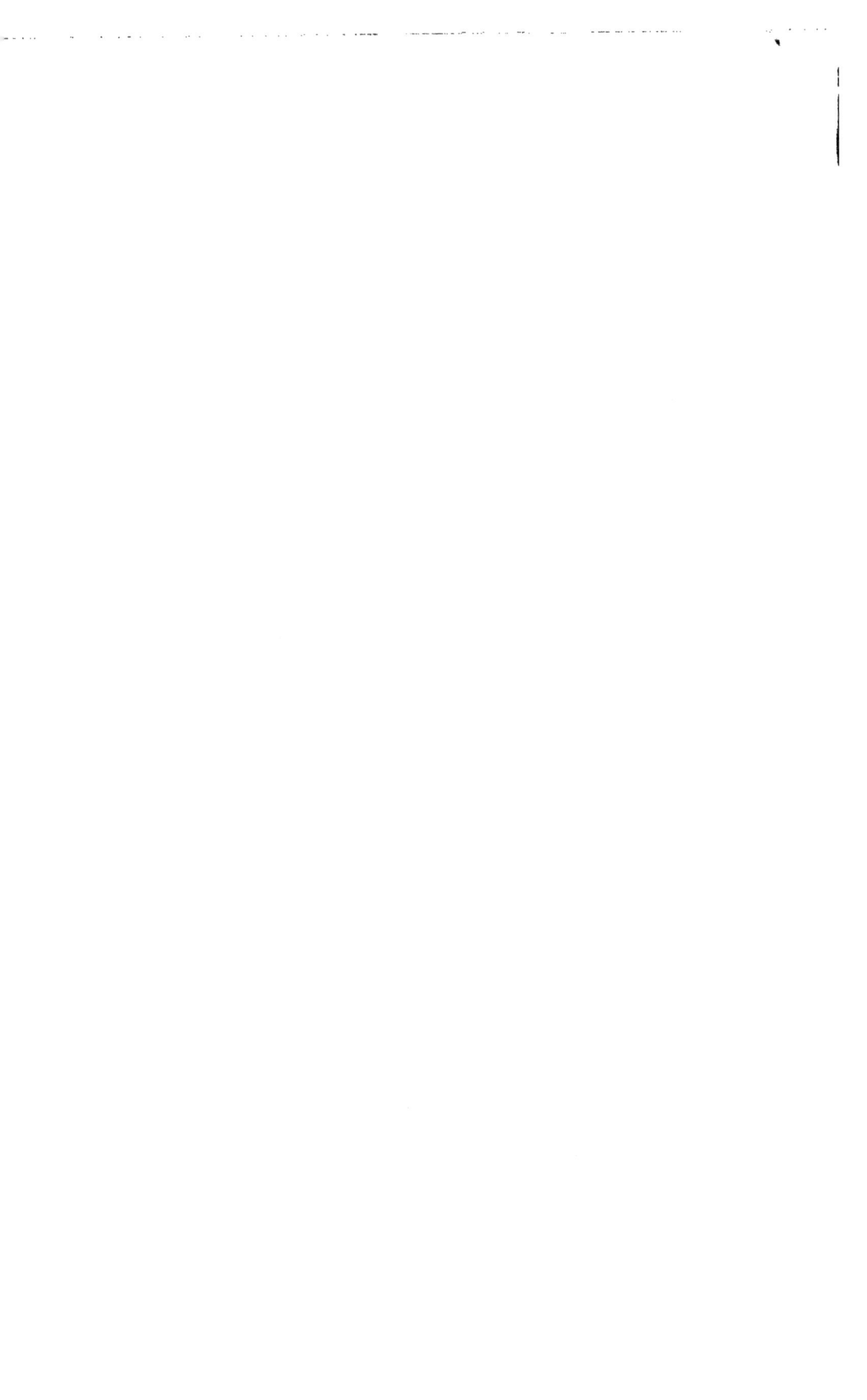

CONTRIBUTION A L'ÉTUDE DU TRAITEMENT ÉLECTRIQUE

DES

FIBRO-MYOMES UTÉRINS

PAR LA

MÉTHODE APOSTOLI

Par le Dr R. CHEVRIER, d'Ottawa (Canada)

Membre de la Société Obstétricale et Gynécologique
de Paris.

1892

CLERMONT (OISE).

IMPRIMERIE DAIX FRÈRES

3, PLACE SAINT-ANDRÉ, 3

1892

CONTRIBUTION A L'ÉTUDE DU TRAITEMENT ÉLECTRIQUE

DES

FIBRO-MYOMES UTÉRINS

PAR LA

MÉTHODE APOSTOLI

Par le Docteur R. CHEVRIER, d'Ottawa (Canada)

Membre de la Société obstétricale et gynécologique de Paris.

Aperçu historique.

L'électricité est, sans contredit, une des heureuses acquisitions de la gynécologie conservatrice et, malgré de vives critiques, son importance est établie parmi les médecins qui s'occupent exclusivement des affections génitales de la femme.

Les premiers tâtonnements et les modifications diverses qu'a dû subir l'électrothérapie, avant d'en arriver au degré de perfection qu'elle possède aujourd'hui, sont des faits trop connus pour que j'y insiste longuement.

L'historique du courant électrique, dans son action sur les tissus en général et sur les fibro-myomes utérins en particulier, serait un exposé superflu pour ceux qui suivent avec intérêt la marche et le développement de toutes les grandes questions scientifiques modernes. Je me contenterai donc de nommer les précurseurs de la méthode universellement répandue, qu'on pourra sans doute perfectionner, mais dont les principes fondamentaux ne sauraient guère varier.

En Italie, Ciniselli (1801) et son école; — en France, Tripier (1862), Chéron (1868), Martin (1870) et leurs collaborateurs; — en Amérique, Cutter (1870) et ses élèves; — en Allemagne, Zweifel, etc., etc., sont, jusqu'en 1882, les principaux partisans de ce nouvel agent thérapeutique. Chéron, en France et Cutter, en Amérique furent les premiers à appliquer l'électricité au traitement des néoplasmes fibreux de l'utérus. Ce dernier pratiquait la galvano-puncture abdominale. Chéron faisait simplement de l'électricité vaginale, plaçant un pôle dans le vagin et l'autre pôle sur la paroi du ventre au niveau de la tumeur

Mais tout encore était vague et indéterminé dans le mode d'action du courant, dans ses applications et ses indications. Chaque école soutenait une théorie, préconisait un procédé opératoire, formulait des indications.

Nous devons à Apostoli d'avoir étayé les vieilles méthodes empiriques ou plutôt d'avoir établi l'électrothérapie gynécologique sur un pied tout à fait scientifique, en précisant les cas justiciables de l'électrisation et en régularisant la technique à suivre.

La méthode Apostoli, brillante et pleine de promesses séduisantes, s'est de suite imposée à l'attention du monde médical, elle a gagné assez rapidement du terrain et elle recrute ses nombreux adeptes un peu partout.

Partisans de la méthode.

En Amérique, où déjà des essais avaient été faits sur le traitement électrique des tumeurs utérines, elle eut des partisans nombreux et se vulgarisa assez rapidement. Il faut constater cependant qu'elle a conquis surtout les suffrages des médecins, bien plus que ceux des gynécologues de profession.

Le nombre des travaux parus ne donne qu'une faible idée de l'accueil qu'on fit à l'innovation française. Entre autres les Mémoires de Freeman (1880), d'Everett (1885), de Mundé (1885), de Rosenbrug (1888), de M⁰ᵗ Jinnis(1850), etc., etc., et surtout les importantes communications de Franklin Martin (Chicago), firent connaître les résultats obtenus à la faveur de la galvano-caustique intra-utérine.

En Angleterre Spencer Wells, Savage, Taylor, etc., etc., adhèrent à la nouvelle méthode. Il est plus surprenant de voir Keith, malgré les chiffres brillants de la statistique de ses laparotomies, abandonner le bistouri et devenir un des partisans les plus convaincus et les plus distingués du courant galvanique appliqué au traitement des néoplasmes fibreux utérins.

En Allemagne l'innovation d'Apostoli fut aussi bien accueillie. Engelmann (1887), Noeggerath (1889), Bröse (1887) et Orthman (1885) la défendent et réfutent les objections qu'on lui oppose.

En Italie et en Russie, La Torre et Slavjanski luttent pour la vulgarisation du nouveau *médicament,* comme on appelle l'électricité.

En France seulement la découverte d'Apostoli n'a guère éveillé d'enthousiasme. On a été plutôt indifférent et « *l'électricité gynécologique a rarement franchi les portes des services hospitaliers, si ce n'est à titre d'essais isolés* » (1). A peine trouvons-nous quelques noms d'électrothérapeutes à mettre en avant, Tripier, Gautier, Larat, Brivois et peut-être quelques autres en dehors de Paris.

En somme, on peut dire que cette science relativement nouvelle, entrée dans la pratique courante est devenue une ressource précieuse pour le gynécologue, et surtout pour le médecin.

Mais la vogue d'une méthode thérapeutique, ou d'une intervention chirurgicale ne constitue pas une garantie suffisante de leur valeur intrinsèque. L'histoire de la chirurgie, avec sa succession de procédés, de modes opératoires et de traitements tantôt prônés, tantôt critiqués, hier répandus, demain oubliés, est là pour le prouver. Toutefois, nier les services obtenus par la méthode Apostoli serait faire preuve d'ignorance ou de mauvaise foi ; mais il faut chercher dans sa facilité d'application et dans sa simplicité d'outillage, plutôt que dans les résultats qu'elle a donnés, la raison du crédit dont elle jouit.

Adversaires de la méthode.

Pourtant, à côté de l'enthousiasme des uns, il est étrange et même significatif d'observer l'indifférence ou même l'antipathie, dégénérant parfois en agression, que professent à son égard un

(1) Jakubowska. *Traitement électrique des fibromes utérins.*

très grand nombre de gynécologues, pour le moins aussi en vue que ceux dont nous venons de parler.

En Angleterre, Lawson Tait est un adversaire déclaré de la méthode Apostoli, qu'il a combattue avec ardeur.

En France, Bouilly la déclare dangereuse ; Polaillon lui refuse toute action sur les fibromes ; Terrillon, Segond, Le Dentu, Reclus, Nicaise, l'assimilent aux petites opérations telles que la dilatation du col, l'excision bi-latérale, le curettage, etc., etc., et consentiraient peut-être à y recourir dans les cas inopérables. Quand on considère l'habileté de ces chirurgiens, on devine quelle marge étroite cet énoncé laisse à l'électricité comme traitement exclusif. Danion a soutenu que l'emploi intra-utérin du courant galvanique pour guérir les myomes était une erreur scientifique.« Cette méthode, dit-il, repose sur des théories complètement fausses, modifiées à volonté suivant les besoins de chacun, et se contredisant quelquefois directement. On invoquait surtout l'action caustique du courant sur l'endométrium, et les résultats heureux seraient dus, dans les hémorrhagies, aux modifications produites sur la muqueuse par la formation de tissu cicatriciel .... »

Une action sur la muqueuse utérine est absolument illusoire, car quelques points seulement de cette membrane de revêtement se trouvent en contact avec l'électrode. Chez une patiente traitée à plusieurs reprises par un courant de plus de 100 milliampères et qui mourut de péritonite, Apostoli lui-même n'a pu trouver sur la muqueuse du corps la moindre trace de l'intervention. L'orifice interne était le seul point où le courant avait agi. »

M. Danion formule encore d'autres objections sur lesquelles nous reviendrons.

Tous les électriciens s'enorgueillissent de l'adhésion de Keith, qui d'ardent laparotomiste est devenu un des leurs, et si ce fait revient souvent sous leur plume, c'est qu'il est pour ainsi dire unique. En revanche, nous en pourrions citer cinquante qui, après avoir fait de cette méthode un essai impartial, l'ont entièrement abandonnée. C'est qu'ils considèrent les résultats obtenus par une intervention énergique et rapide comme infiniment supérieurs à ceux d'un traitement d'une durée excessive, incompatible souvent avec la nature aiguë des lésions et l'intensité des douleurs, d'une fréquente inefficacité d'ailleurs, et d'une application qui est loin d'être exempte de tout danger. De mémoire, je nomme Doléris, Taylor, Doran, Lawson-Tait, Richelot, etc., etc.

Il en est même qui n'ont jamais osé dans l'intérêt du malade expérimenter le procédé d'Apostoli ; et Pozzi, Bantock, Péan, Martin (de Berlin), Léopold sont de ceux qui n'ont jugé l'électricité digne d'aucune considération. La majorité des gynécologues de valeur a douté de l'efficacité de la méthode et, pour ne pas s'exposer à des déboires, est demeurée fidèle au bistouri.

Quoi qu'il en soit, dans cette courte communication, notre intention n'est pas de déprécier la méthode Apostoli dont nous sommes partisan dans une certaine mesure, mais nous croyons légitime de mettre le public médical en garde contre les abus du traitement électrique ; et ces abus sont d'autant plus faciles à commettre que l'électricité, vu la simplicité apparente de son manuel, est dans toutes les mains et que chacun se croit les connaissances suffisantes pour utiliser son action quelle qu'elle soit.

Nous voulons surtout mettre en relief certains côtés faibles de la méthode Apostoli, restreindre un peu la sphère de ses applications, souligner les cas où elle est plus particulièrement contre-indiquée et aussi nous élever contre les médecins et les électro-thérapeutes qui se servent de l'électricité, *toujours et quand même*, dans tous les cas de fibromes, sans avoir égard au diagnostic et aux indications.

Nous comprenons dans cette appréciation et la *chimie-caustie* intra-utérine, et la *galvano-puncture*, quitte à spécifier quand nous en aurons l'occasion.

Importance du diagnostic en électrothérapie.

Le diagnostic précis est le grand écueil du praticien et spécialement du gynécologue. Ceux qui sont le plus versés dans la pratique des affections génitales de la femme se trouvent tous les jours arrêtés par les difficultés d'un diagnostic exact, et je pourrais citer plusieurs exemples où des chirurgiens distingués, après un mûr examen, ont erré grossièrement. Très souvent, ce n'est que l'ouverture du ventre qui vient préciser la nature et les caractères des lésions entrevues.

Il faut beaucoup de tact et beaucoup d'expérience pour acquérir l'habileté et la précision dans l'art du diagnostic en gynécologie.

En principe, nous sommes opposés à la laparotomie simplement exploratrice. Nous la croyons cependant justifiable dans certains cas, et nous sommes prêts à admettre que le chirurgien doive attendre parfois l'ouverture de l'abdomen pour élucider certains détails d'un diagnostic déjà fait. La laparotomie ne constitue pas alors une opération, à elle seule : elle n'est que le préliminaire d'une autre intervention plus sérieuse, préliminaire indispensable au chirurgien dont la décision ne doit jamais être absolue *à priori* au point de vue du mode opératoire.

Mais notre critique vise surtout cette école, qui ne diagnostique que sur la table d'opérations, et cherche, constamment dans la laparotomie exploratrice les indications à suivre.

Cette restriction faite, nous soutenons que, dans l'électrothérapie gynécologique, l'importance et la difficulté du diagnostic ne sont pas moindres. La précision du diagnostic est aussi utile à l'électrothérapeute qu'au chirurgien. Il est de la plus grande importance pour la malade que la nature exacte des lésions soit bien connue de l'électricien. Les kystes de l'ovaire et certaines collections tubaires peuvent être facilement confondus avec des myomes de l'utérus, ou même passer inaperçus quand ils compliquent ces derniers. Des flexions simples ont pu donner le change au chirurgien et lui faire croire à une tumeur qui n'existait pas en réalité. Des utérus gros, par le fait d'une métrite parenchymateuse, ou d'un état de subinvolution, ont pu faire affirmer la présence de tumeurs interstitielles dont la prétendue disparition rapide a été portée à l'effectif de l'électricité.

Il importe donc, et pour l'exactitude de la statistique, et dans l'intérêt de la malade, que le diagnostic soit minutieux et complet. Tous les électriciens, d'ailleurs, ont insisté sur ce détail. Bröse de Berlin formule ainsi son premier précepte.

« Il faut que le médecin qui emploie le courant galvanique connaisse parfaitement la technique et le diagnostic gynécologiques. »

Apostoli lui-même, dans plusieurs de ses mémoires, insiste sur la nécessité d'être bien fixé sur l'état pathologique des organes du petit bassin. « Il y a tout intérêt pour le médecin, dit-il, de connaître l'existence d'une collection kystique simple ou enflammée, suppurée ou hématique, utérine où péri-utérine ; tel est le cas des hydro, hémato ou pyo-salpingites ; tel est le cas des kystes de l'ovaire au début ».

On comprend d'ailleurs facilement l'importance du diagnostic, quand on n'ignore pas que pour certaines lésions l'emploi de l'électricité est formellement contre-indiqué. Apostoli a enregistré un cas de mort due à une erreur de diagnostic dans lequel il avait confondu un kyste ovarique avec un fibrome utérin. Plusieurs ont publié des exemples de péritonite et de septicémie dus à la même cause.

Terrillon et Greyly-Hewitt ont vu chacun une de leurs malades mourir dans des circonstances analogues.

L'électricité n'est donc pas un agent inoffensif, puisque des erreurs de diagnostic peuvent entraîner des accidents parfois mortels.

Et malgré les démonstrations d'Apostoli, peut-on admettre pratiquement que le courant galvanique soit lui-même un moyen de déterminer la nature de la lésion. Après ce que nous venons de dire, il ne serait pas logique de répondre affirmativement.

Voici comment procède Apostoli, en ce qui concerne la manière d'établir préalablement l'existence ou l'absence du côté des annexes d'une complication susceptible de constituer une contre-indication à l'application méthodique du traitement électrique. Une femme vient consulter pour une métrite ou un fibrome, appliquez l'électricité quand même, dans tous les cas. Si elle supporte bien les séances, elle n'a pas de lésions de annexes : alors, continuez sans crainte aucune. Mais, si les séances sont douloureuses, recommencez deux ou trois fois, et si l'intolérance se prolonge, abandonnez le traitement et portez le diagnostic de lésions dans les annexes : collections, dégénérescences, ou phlegmasies. D'abord, en supposant la proposition exacte, le diagnostic ne serait guère précisé pour tout cela, puisque les salpingites kystiques ou non kystiques, avec ou sans épanchement, les ovarites suppurées ou non, les inflammations péri-annexielles peuvent donner lieu aux mêmes symptômes d'intolérance.

D'ailleurs, cet énoncé fausse souvent l'observation clinique. Des femmes névropathes peuvent être réfractaires au courant électrique, alors même qu'elles ont tous les organes génitaux en état de santé. L'hyperesthésie utérine peut empêcher les femmes de tolérer le traitement électrique sans qu'on soit en droit d'en accuser l'état des annexes.

Et inversement, bien des femmes souffrant des trompes ou des ovaires supportent le courant galvanique sans en ressentir de suite les effets pernicieux. Ce n'est, dans bien des cas, que sous une forte intensité que l'intolérance se manifeste. Les accidents de pelvi-péritonite et de salpingite réveillées après quelques applications sont là pour en témoigner. Et alors chez les femmes qui tolèrent bien l'électricité et qui ont les annexes malades, comment faire le diagnostic ?

Cette proposition est donc par trop prétentieuse, et je dirai plus, elle me paraît condamnable. Il est bien clair que si l'on suspend le traitement après trois ou quatre séances, c'est qu'il y a contre-indication dès la première application. On a donc soumis la femme à un traitement inutile et inopportun et l'on peut se demander avec raison si ce prétendu diagnostic n'a pas été fait au préjudice de la santé de la malade.

Nous admettons volontiers, que parfois le diagnostic est entouré de tant de difficultés qu'il est impossible de se prononcer sur l'état des annexes et que le traitement électrique peut nous renseigner parfois au grand dommage de la malade. Mais vouloir faire du symptôme douleur un moyen de diagnostic scientifique et certain, est une application nouvelle du courant galvanique, qui n'entrera pas de longtemps dans la pratique courante.

D'ailleurs, ce *nouveau mode d'exploration* favoriserait trop l'ignorance clinique des électriciens, qui n'auraient plus à s'occuper de l'examen attentif et minutieux de leurs malades !

Nous ne saurions trop insister sur l'importance capitale de ce détail, et nous ne croyons pas qu'il soit prudent de proclamer, au bénéfice de la vulgarisation de l'électricité, que la méthode Apostoli est une intervention tout à fait inoffensive, à la portée de tous les médecins, et ne nécessitant qu'un petit nombre de connaissances gynécologiques.

Keith a dit, et on se plaît à le répéter à chaque instant, qu'il considérait comme criminel de ne pas donner aux malades l'avantage de l'essai du traitement électrique avant de recourir aux méthodes radicales et sanglantes.

Personnellement, nous regarderions comme plus sérieusement coupable, un médecin ou un chirurgien qui instituerait le traitement électrique à l'aveugle et indistinctement pour toutes les malades affectées de myome utérin, compliqué ou non, sans avoir assis préalablement son diagnostic des lésions, par un examen attentif et raisonné.

Et quand des hommes aussi habiles que Richelot, Doléris, Reclus, Segond et autres, hésitent, malgré leur grande expérience à se prononcer sur les caractères de certaines lésions, comment les électriciens pourraient-ils y réussir, eux qui, pour la plupart, s'occupant d'une portion seulement de la gynécologie, n'ont jamais l'occasion de vérifier leur jugement *de visu* et de comparer un traitement à un autre.

Je pourrais multiplier les cas à l'infini, mais je me contente de relater une observation de Richelot, ayant trait à une malade soignée d'abord par deux électriciens. Le traitement avait accru notablement les douleurs. A l'ouverture du ventre, Richelot, à côté de deux néoplasmes, découvre une large poche purulente et fétide qu'il creva en voulant décortiquer.

La malade mourut à la suite d'hémorrhagie en nappe, provenant des adhérences rompues et due à une artério-sclérose des vaisseaux. Rien aux pédicules.

Après quelques réflexions, Richelot termine en ajoutant : « Que dire du médecin qui, au lieu de s'arrêter devant l'aggravation progressive des douleurs et de l'état général, au lieu de chercher la cause de son insuccès et de réformer son diagnostic s'acharne pendant un an et impose un traitement aveugle » ? (1).

Doléris, de son côté, dit qu'il serait indispensable de ne point confondre les hypertrophies partielles, les scléroses, les métrites chroniques, compliquées d'une subinvolution exagérée avec

(1) Electricité. Castration et hystérectomie.

les processus bien définis qui caractérisent le fibrome ou mieux le fibro-myôme utérin. Or, il semble ressortir de la lecture de quelques travaux que cette confusion volontaire ou involontaire a dû fréquemment être faite (1).

Il serait mieux de multiplier les citations. Celles de Labadie-Lagrave et de Reynier pourraient nous servir, mais nous nous contenterons de donner comme conclusion à ce chapitre ces quelques lignes du Dʳ Criadio, de Brooklyn, qui est un partisan dévoué de la méthode Apostoli.

« Pour aucune considération, dit-il, on n'administrera ou on n'emploiera à la légère cet agent thérapeutique, à moins d'être très versé dans l'art de l'électrothérapie, attendu qu'un manque d'habileté ou des connaissances insuffisantes pourraient amener des résultats contraires à ceux espérés et nous faire manquer notre but » (2).

Indications et contre-indications générales.

Une règle de conduite fixe et immuable est impossible à déterminer. Mais il n'est pas niable non plus que le traitement électrique possède des indications et des contre-indications générales, qu'il est utile et même nécessaire de bien connaître. A moins de risques sérieux pour la santé des malades, il doit y avoir une différence nettement tranchée dans l'esprit du chirurgien, entre les cas passibles du traitement électrique et ceux qui sont du ressort du bistouri.

La méthode Apostoli est, avant tout, un traitement palliatif et son heureuse influence, dans certains cas, sur les phénomènes symptomatiques des lésions ou des tumeurs utérines n'a pas besoin, de démonstration. Plusieurs électriciens ont rapporté quelques observations où, par le fait du galvanisme, les hémorrhagies utérines avaient été enrayées, la douleur supprimée, où tout malaise indiquant l'existence d'un néoplasme fibreux avait disparu. Les femmes sont débarrassées de leurs souffrances et

(1) Voir Angel Villa, *Nouvelles Archives d'obstétrique et de gynécologie* numéro de janvier 1887.

(2) *Galvanic and Faradic Electricity.*

reprennent leur train de vie ordinaire, tant leur santé se trouve
améliorée. Toute intervention pourrait être alors considérée
comme superflue, du moins jusqu'à la réapparition, qui ne tarde
pas d'ailleurs, de phénomènes pathologiques anciens et nou-
veaux ; dans ces cas le traitement électrique a produit un effet
tel qu'il est de valeur égale au meilleur traitement décisif. Il n'a
pas supprimé la lésion primordiale, mais il l'a tellement atténuée
dans sa marche et ses manifestations, que l'existence devient
supportable. Malheureusement les quelques avantages parfois
obtenus sont inconstants et l'amélioration de peu de durée.
Nous insisterons plus loin sur cette question.

Pour le moment, occupons-nous des indications. Quand pour-
rons-nous instituer le traitement galvanique ? Il n'y a guère d'indications précises, mais en général on peut formuler la loi suivante : « L'application du courant galvanique dans les fibromes
utérins, peut être faite à la condition :

1° De parer aux accidents graves, susceptibles de compro-
mettre la vie de la malade, accidents toujours évités par une
intervention chirurgicale ;

2° De ne pas constituer un traitement d'une durée telle, que la
malade en soit rebutée à un moment donné.

Nous sommes d'ailleurs un peu de l'avis d'Apostoli, lorsqu'il
dit : « La gynécologie conservatrice a trouvé dans le galvanisme
son arme la plus sûre, la plus précise et la plus efficace. Est-ce
à dire que le galvanisme est une panacée qui doive s'appliquer à
tous les cas et détrôner la chirurgie. Non ! Certes ! Telle n'est
pas mon opinion, et je crois que l'une et l'autre doivent vivre côte
à côte et se prêter un mutuel appui. La question la plus importante sera de saisir l'indication de chacune d'elles et de connaître
les cas justiciables soit du couteau, soit de l'électrothérapie. »

J'en arrive à quelques indications plus précises, que j'emprunte
à divers électriciens. Je me contente de citer textuellement.

« Toute collection liquide, suppurée ou hématique, utérine ou
péri-utérine contre-indique absolument les hautes intensités qui
ne sont, du reste, que peu ou mal supportées et réclame une éva-
cuation plus ou moins rapide ou l'extirpation chirurgicale. »
(*Apostoli.*)

« 1° A part deux exceptions je n'ai traité que des femmes chez qui la cavité utérine était perméable et j'ai employé exclusivement l'électrolyse intra-utérine à l'exclusion de toute ponction.

« 2° Je n'ai point parlé des tumeurs fibro-kystiques. Je considère dans ces cas le traitement par l'électrolyse comme impuissant.

« 3° J'ai éliminé aussi des tumeurs plus ou moins pédiculisées, soit sous-péritonéales, soit intra-utérines. Je serais cependant disposé à croire que l'électrolyse hâte leur énucléation. » (*Delétang.*)

« La galvano-caustique chimique négative pourrait produire des effets congestionnants ; les femmes à fibromes douloureux, avec dysménorrhée ou aménorrhée, éprouvent quelquefois des hémorrhagies à la suite de cette opération. « (*Jakubowska.*)

« J'ai pu m'assurer que les attributions de l'électricité ne sont qu'accessoires dans les cas de fibromes accompagnés de salpingite ou de kyste de l'ovaire et de pyo-salpingite enkystée ; qu'alors l'électricité ne peut plus prétendre à seconder les ressources de la médecine et de la chirurgie. » (*Gautier.*)

« L'application intra-utérine est indiquée dans les myomes. L'application vaginale de l'électrode sphérique est à rejeter, surtout s'il s'agit de forts courants, parce que l'on peut causer des ulcérations dans le vagin qui guérissent lentement.

« Dans certains cas où la malade a de fortes pertes *et où l'utérus mesure 12 centimètres, il est mieux de pratiquer la myomotomie que de la soumettre au traitement électrique*, pendant lequel la patiente peut continuer à avoir de fortes hémorrhagies pendant 3 ou 4 mois et laisser ainsi épuiser ses forces.

Je n'ai aucune expérience sur la ponction galvanique, soit dans les myomes, soit dans les exsudats. » (*Bröse.*)

« L'opération de choix dont on peut se servir dans les applications du courant continu aux fibromes c'est la galvano-puncture positive. » (*Gautier.*)

« Les deux décès survenus entre les mains d'Apostoli ; les six décès survenus à l'étranger à la suite des applications de la galvano-caustique intra-utérine sont une preuve que l'électrisation continue est dangereuse toutes les fois qu'un fibrome est accompagné de salpingite suppurée et surtout de pyo-salpingite enkystée. » (*Gautier.*)

« Si nous acceptons la méthode Apostoli, dès le principe et pour quelques essais sur des malades timorées refusant toute intervention plus active, ou bien pour les fibromes rendus inopérables par enclavement dans le bassin, etc., nous la repoussons comme application générale à tous les fibromes. Il faut savoir, en outre, que les fibro-kystes et les myomes télangiectasiques ne sont nullement influencés par l'électricité. » (*Secheyron.*)

« Si le fibrome est énucléé, sous-péritonéal, il sera intéressé moins activement et seulement par des courants de diffusion. Dans ce cas, à moins d'utiliser au minimum l'action électrique, il *faut* avoir recours à la galvano-puncture. » (*Gautier.*)

Nous voyons par les citations précédentes que nous pourrions multiplier, les électrothérapeutes divisés en deux camps. D'un côté Apostoli et Gautier, sont des partisans décidés de la galvano-puncture, à laquelle ils attribuent une action rapide et efficace. D'un autre côté, Delétang et Brose avouent ne s'être jamais servi de la volta-puncture, mais ne donnent pas l'explication de cette abstention.

Je suppose qu'ils considèrent ce procédé comme inutile et dangereux, sans quoi ils l'auraient appliqué au moins dans quelques cas.

En dépit de ces discordances, on peut résumer, en peu de mots, tous les préceptes à suivre dans l'électrothérapie dirigée contre les fibro-myomes.

1° Les fibro-myomes non kystiques, qu'ils soient sous-muqueux, sous-séreux et surtout interstitiels, sont passibles du galvanisme : chimie-caustie intra-utérine ou galvano-puncture selon les cas.

2° Les fibromes pédiculés intra-abdominaux ou intra-utérins doivent être rayés de la catégorie des tumeurs électrisables.

3° Toute lésion des annexes contre-indique formellement l'électrisation.

Mais, d'un autre côté, ainsi que nous le verrons plus loin au chapitre de la posologie électrique, comme le symptôme douleur joue un grand rôle pour les électrothérapeutes au point de vue des indications, il est logique, à mes yeux, d'ajouter que toutes les femmes incapables de supporter de hautes intensités, ne doivent pas être comprises sur la liste des malades justiciables de la méthode Apostoli, puisque les courants à faible dose provoquent une congestion locale et ne produisent qu'une action insuffisante et souvent nuisible, selon plusieurs électriciens.

Il ne faudrait pas non plus oublier qu'une femme arrivée à la période de cachexie, épuisée par de fréquentes hémorrhagies, ou portant une tumeur d'un très gros volume, ramollie par le fait de l'asthénie générale ou sous l'influence d'une cause locale, doit être exclue des malades électrisables : son état exige une intervention plus prompte et plus énergique.

Ainsi, la décision de l'électricien devra être contrôlée par mille et une considérations, qui le guideront dans la conduite à suivre, et il trouvera dans son tact et dans la connaissance approfondie de ses malades, le moyen de faire la juste part entre les cas, qui sont du domaine de la chirurgie active et ceux qui appartiennent à la chirurgie conservatrice.

Et comme le disait le Dr Gautier au Congrès de Berlin, il faut, dans la pratique de l'électrothérapie en général, éviter deux tendances extrêmes : l'enthousiasme exagéré et le scepticisme trop sévère. Considérer cette science comme un moyen de guérison infaillible, à l'exclusion de tout autre, est aussi peu sérieux que de lui contester toute efficacité.

Si tous ceux qui font de l'électrisation étaient pénétrés de cette vérité, la méthode Apostoli n'aurait pas eu autant de détracteurs. L'exagération en tout amène souvent le discrédit d'une découverte pouvant avoir parfois une certaine utilité.

Le grand tort des électrothérapeutes est d'avoir voulu généraliser les applications du galvanisme, et d'avoir voulu, — malgré les protestations de quelques-uns dont les actions démentent ouvertement les paroles — substituer à des méthodes radicales, à des interventions nécessaires et raisonnées, un mode de traitement purement palliatif, purement symptomatique.

L'hystérectomie, l'énucléation et les autres opérations chirurgicales ont fait leurs preuves et ont une technique précise et des indications sûres.

En résumé la méthode Apostoli doit être restreinte dans ses applications, et l'électricien, connaissant bien le diagnostic des affections génitales et les contre-indications du galvanisme dans les cas de néoplasme fibreux utérin, ne sera pas surpris de conslater que dans plus de 75 0/0 des cas, l'abstention s'impose formellement — les lésions des annexes entrant à elles seules pour 50 0/0 dans les contre-indications de l'application du traitement (1).

Posologie électrique. — Exagération de son importance.

Le dosage, maintenant à peu près exact, du courant électrique est, à nos yeux, une acquisition bien plus scientifique que pratique, et nous n'exprimons pas seulement notre opinion quand nous affirmons que l'importance du galvanomètre a été très exagérée par les partisans de la méthode Apostoli. Le calculateur électrique a-t-il beaucoup changé aux applications du galvanisme ; et cette innovation a-t-elle donné tout ce qu'on prétendait en tirer ?

Nous résumons notre manière de voir en disant, que le galvanisme n'a guère gagné à être dosé et que *la précision mathématique qui a remplacé le vague de l'empirisme* est loin d'être indispensable à l'électrothérapie ; ce qui suit sera une ample justification de cette proposition, qui pourra sembler quelque peu rétrograde, mais où domine, avant tout, une idée de réaction contre des prétentions certainement exagérées.

D'ailleurs, nous ne sommes pas de ceux qui acceptent tout dans une méthode, à l'aveugle et sans raisonner sur l'utilité pratique plus ou moins réelle des formules et des lois qu'elle contient.

Le dosage est une chose acquise, soit. Mais ce progrès, il faut l'avouer, est d'un ordre purement théorique, puisqu'on ne peut fixer à l'avance l'intensité nécessaire et suffisante du courant électrique, intensité variable à l'infini selon les circonstances. C'est un médicament dont la posologie est tout à fait aléatoire. En thérapeutique médicale, tel ou tel médicament est régi par des lois invariables basées sur l'expérimentation et une longue observation. A telle dose correspond tel effet, — la dose variant,

(1) De nombreuses recherches portant sur l'état des annexes au cours de fibro-myome utérin ont produit une statistique de 50 à 60 0,0 de lésions de trompes ou des ovaires dans les cas de néoplasme. Entre autres Popow (de Strasbourg) s'est tout récemment occupé de cette question.

selon des lois fixes d'ailleurs, avec l'âge et les habitudes de la malade.

En thérapeutique électrique, pour être réellement utile, le dosage devrait avoir des lois nettement formulées.

Tout s'oppose d'ailleurs à la disparition de cette lacune. La difficulté du diagnostic, le manque de précision dans la connaissance de la nature intime des lésions, l'ignorance du mode d'action de l'électricité et surtout l'absence complète de rapports entre les doses du galvanisme et la sensibilité électrique de la malade — qualité qui échappe souvent à notre observation la plus attentive. Il est vrai qu'on a voulu faire du dosage électrique un moyen de diagnostic, mais nous avons réfuté plus haut ce qui a trait à cette illusion.

Quoi qu'il en soit, en électrothérapie, la posologie a un champ extrêmement limité, puisque l'intensité du courant est en raison directe de la tolérance de la malade, et c'est sur cette tolérance qu'est fondée la loi vague et unique du dosage. On voit combien est peu stable et féconde au point de vue de son utilisation, cette science propagée par Apostoli.

De l'aveu de tous les électrothérapeutes, la sensibilité de la malade est le vrai galvanomètre à consulter, et c'est ce qui doit nous guider avant tout.

Et l'on sait combien cette sensibilité féminine a de degrés et de variations infinis. Elle est sous la dépendance non seulement des tempéraments, mais les émotions, les phénomènes physiologiques de la menstruation, les influences morales, et certains états pathologiques, ont sur elle un retentissement appréciable.

Telle femme supporte facilement de hautes intensités, tandis que telle autre ne tolère jamais plus de 40 ou 50 milliampères. Certaines femmes sont moins réfractaires aux fortes intensités qu'aux moyennes ou aux petites intensités. Bien plus chez une même malade, à quelques jours d'intervalle, la différence d'intensité tolérable peut être de 50 à 100 milliampères.

Des femmes névropathes, en état de nervosisme évident, dû soit à l'acuité des lésions, soit aux préoccupations qu'elles font naître ou encore à la crainte du traitement, ne pourront souvent supporter que de faibles intensités.

Les lésions des annexes rendent parfois les séances tellement douloureuses qu'il faut les suspendre.

Comme nous le voyons, même ce symptôme douleur, qui est en quelque sorte la pierre de touche de la posologie électrique, n'a pas d'indications précises, ni de signification absolue.

« Mes insuccès, disait Apostoli, en 1887, se rapportent presque tous à des fibromes où l'emploi des hautes intensités a été impossible, par suite d'une intolérance absolue. Tels sont trois cas de fibromes ascitiques. J'ai vu également cette même intolérance chez certaines hystériques à utérus très irritable et dans les phlegmasies péri-utérines et intestinales. »

Cet aveu d'Apostoli confirme encore ce qui précède. Et à la suite de ces dernières réflexions, nous en sommes venu à nous demander de quel enseignement pouvaient être ces observations fourmillant de chiffres, où l'on donne, avec des détails minutieux, l'intensité des courants de chaque séance. Pour nous, cet alignement de chiffres ne présente aucun intérêt et n'indique, après tout, que la tolérance plus ou moins grande de la malade, sans préciser la cause productrice de l'intolérance lorsqu'elle existe. C'est, il nous semble, donner un *un faux air de science* à des détails qui n'ont pas plus d'intérêt scientifique que d'utilité thérapeutique.

J'avais d'abord pensé que la mesure de l'intensité lors des premières séances, permettrait peut-être de fixer approximativement la durée plus ou moins longue du traitement. Ce serait là, d'ailleurs, du dosage après administration ; malheureusement il n'est pas possible de doser la somme des courants *utilisés* et il n'est pas prouvé que les effets curateurs augmentent proportionnellement à l'intensité des courants.

« L'effet thérapeutique grandit avec la quantité électrique utilisée » dit Apostoli. Mais la quantité utilisée est-elle calculable, c'est ce qu'il serait important de savoir. Cette proposition est oiseuse, et la posologie n'a rien à y voir. La résistance des fibromes au passage du courant galvanique dépend de la consistance, de la forme et du siège des tumeurs, de la nature des éléments qui les constituent et même de la manière dont ces éléments sont groupés à l'intérieur des néoplasmes.

On sait d'ailleurs que dans l'électrolyse intra-utérine la zône

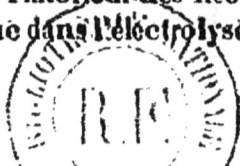

2

inflammatoire péri-myomateuse est en premier lieu affectée par
le courant.

Delétang soutient que les phénomènes électrolytiques molécu-
laires doivent être plus actifs dans le tissu utérin, surtout dans
les parties congestionnées, que dans la substance même du
fibroïde.

« Dans la galvano caustie intra-utérine(1) si la tumeur se trouve
dans la paroi postérieure de l'utérus, le courant peut parfaitement rejoindre la terre glaise par le fond et la paroi antérieure
sans intéresser le fibrome. Il est toujours libre, en outre, de choi-
sir le chemin le moins résistant et nous ne pouvons jamais affirmer quelle est la force et la quantité d'électricité appelée à par-
courir et conséquemment à modifier le néoplasme. »

Ce qui précède a été écrit par un élève d'Apostoli, et contient
une vérité qui peut être appliquée à tous les fibromes, quels qu'ils
soient et quel que soit leur siège. Et même la galvano-puncture
n'est pas à l'abri de ce reproche.

Car un fibrome n'a pas une structure homogène. On peut le
considérer comme formé par une plus ou moins grande quantité
de petits nodules juxtaposés et non fusionnés. Chacune de ces
minuscules tumeurs constituantes de second ordre aurait une vie
nutritive indépendante. Et l'on conçoit que les courants électriques passent à côté d'un grand nombre de nodules, et en
particulier ne traversent pas la plupart de ceux qui sont à la
périphérie du néoplasme.

Doléris, en 1883, formulait ainsi cette objection : « Un fibrome
est un composé d'éléments nodulaires de volume décroissant.
C'est comme une grappe tassée de myomes minuscules à centres
de nutrition quasi-indépendants. C'est au moins ce que l'étude
microscopique des myomes circonscrits nous enseigne. Comment
le drainage s'opérera-t-il à travers cette grappe ? (2) »

Apostoli résumait ainsi, au Congrès international de Berlin, les
lois de la posologie électrique : « Allez aussi haut que le tolérera
la malade et que le réclameront les indications cliniques. »

(1) *Jakubowska*. — Traitement électrique des fibromes utérins.
(2) *Angel Villa*. — *Nouvelles Archives d'Obstétrique et Gynécologie*. Janv.
1888.

Mais nous venons de prouver qu'il était impossible d'établir une science sur la tolérance seule, et que par suite le galvanomètre n'avait plus qu'une importance de second ordre, sur laquelle nous insisterons plus loin.

Nous voulons maintenant montrer que la seconde partie de la formule d'Apostoli est évidemment subordonnée à la première, du moins en grande partie.

« Les indications cliniques, dit-il, sont multiples et aussi variables que le sont les fibromes eux-mêmes. »

Mais ces indications, quelles qu'elles soient, n'auront de valeur que si nous supposons la tolérance possible.

« Tout fibrome, ajoute-t-il, pur et simple, avec des annexes en bon état devra être traité d'autant plus énergiquement qu'il sera plus hémorrhagique, interstitiel, et que l'endométrite concomitante sera plus accusée. Toute intolérance électrique tient 8 fois sur 10 à une lésion périphérique de l'utérus.

Respectez, dans ces cas-là, toute sensibilité excessive, débutez par un courant de 3) à 40 milliampères, et n'augmentez qu'au bout d'un certain temps, quand la tolérance grandira avec l'amélioration. »

Gautier ne fait que répéter Apostoli, quand il dit que, l'intensité de l'électrisation devra varier avec chaque malade, attendu que s'il est urgent d'élever le débit de la pile le plus haut possible pour la guérison symptomatique de tous les fibromes justiciables du traitement électrique, il est prudent, d'autre part, de s'arrêter toujours dès l'apparition de la douleur, dans la crainte d'une complication inflammatoire des annexes méconnue. »

Delétang, qui aussi s'occupe d'électrothérapie gynécologique, écrit au cours d'un mémoire (1) : «La tolérance individuelle est du reste le véritable baromètre à consulter, et il faut toujours commencer par des doses faibles avant d'arriver au courant maximum qu'on veut atteindre et surtout ne jamais s'opiniâtrer ».

Ces quelques extraits prouvent suffisamment que la tolérance prime tout, que les indications cliniques ne jouent qu'un rôle secondaire, et que c'est la *femme elle-même et non l'électricien qui mesure la somme d'électricité qu'elle doit recevoir.*

(1) Traitement des fibromes par la méthode Apostoli.

Il ressort de tout cela cette autre vérité, non moins évidente, qu'on a pour le moins exagéré l'importance des applications utiles du galvanomètre.

Pour nous, la posologie électrique ne saurait rendre de services que dans les cas où l'on emploie que des piles très puissantes et où la femme est d'une tolérance extrême. Le galvanomètre nous mettrait en garde contre l'action caustique de l'électrode intra-utérine.

Mais puisque l'on préconise les intensités de 200 à 250 milliampères, en se servant de piles incapables de fournir au delà de cette quantité, on pourrait, sans trop d'inconvénients, supprimer le galvanomètre et réduire la posologie à ce qu'elle était jadis en formulant cette loi : « Allez aussi haut que la femme pourra le tolérer. »

Sans nul doute, c'est revenir aux anciennes méthodes qui mesuraient la force des courants par le nombre et le volume des éléments. Nous ne voudrions pas voir faire à la science un pas en arrière, mais nous tenions à prouver, dans la mesure de nos forces, que le dosage électrique dans ses rapports avec le traitement des fibromes utérins n'offre guère de ressources à l'électrothérapeute, et que jamais il n'est indispensable.

Incertitude du mode d'action du courant électrique.

Comment agissent l'électrolyse intra-utérine et la galvanopuncture ?— On a tenté de nombreuses explications, aucune n'est satisfaisante. — Est-ce, pour la galvano-caustique intra-utérine, l'action caustique qui, en supprimant la douleur et l'hémorrhagie, retentirait favorablement sur le fibrome, dont elle enrayerait la marche et modifierait les caractères anatomiques. Quelques électrothérapeutes le soutiennent. Apostoli accepte en partie cette interprétation. Danion, adversaire de la méthode Apostoli, se range à cette opinion : « Dans l'électrolyse intra-utérine, dit-il, les effets chimiques sont seuls en cause » (1).

Delétang ne la rejette pas et voici un extrait de son Mémoire

(1) *Loc. cit.*

que nous avons déjà cité : « Sur la muqueuse (par le fait de l'électrolyse intra-utérine) il se forme une eschare positive, sèche et résistante. Il est évident que cette eschare oppose une barrière à l'écoulement sanguin, d'où un effet hémostatique plus ou moins instantané. L'eschare tombe après quelques jours, mais chaque séance en forme une nouvelle et il en résulte à la fin une transformation de la muqueuse utérine en un véritable tissu cicatriciel rétractile et peu perméable. Avec le pôle négatif, le tissu cicatriciel consécutif serait le même qu'avec le pôle positif — les rétrécissements ultérieurs sont ainsi naturellement expliqués. »

Cette interprétation de l'action du courant a été attaquée avec raison par Doléris, Danion et d'autres encore. Ils se sont demandés, étant donnés les bons résultats obtenus par la galvano-caustique pure, pourquoi d'autres caustiques n'agissaient pas de la même façon sur la symptomatologie des tumeurs ? — En outre, ce mode d'action expliquerait mal la galvano-puncture, puisque celle-ci n'impressionne pas directement la muqueuse. Et Danion comprend difficilement comment, par la galvano-puncture, on peut tenir compte de l'importance des deux pôles qui jouent, paraît-il, un rôle si différent dans l'électrolyse intra-utérine. « D'ailleurs, dit il, une action sur la muqueuse est absolument illusoire, car il n'y a que quelques points de cette membrane qui se trouvent en contact avec le courant. »

A l'appui de son objection, il apporte cette preuve que, chez une patiente traitée à plusieurs reprises par un courant de plus de 100 milliampères et qui mourut de péritonite, Apostoli lui-même n'a trouvé sur la muqueuse du corps aucune trace de l'intervention. L'orifice interne était le seul point où le courant avait agi.

D'ailleurs, comment les électrothérapeutes peuvent-ils invoquer sérieusement, et logiquement surtout, cette transformation en tissu cicatriciel de la muqueuse utérine, quand après un long traitement par l'électrolyse, ils viennent nous citer des cas anciens de stérilité qu'ils ont guéris. Il faut bien peu connaître la physiologie de l'incubation de l'œuf, pour croire qu'une muqueuse à l'état de sclérose puisse greffer et nourrir un embryon humain.

En outre de cette action caustique locale, Apostoli parle d'une action interpolaire qui produirait la désintégration moléculaire des tumeurs. Ce serait une décomposition de tissus en éléments acides et en éléments basiques qui peu à peu amènerait une diminution notable des fibro-myomes et même, dans quelques cas, leur *volatilisation*.

Cette hypothèse ne manque pas de logique, mais alors une autre objection se produit. Le fibrome, on le sait, est une masse de tissu conjonctif plus ou moins dense, dans la composition duquel entre une proportion plus ou moins considérable de tissu musculaire, le plus souvent proportion minime. Or pourquoi l'action résolutive du courant se limiterait-elle au tissu conjonctif néoplasique qui ne diffère en somme du tissu conjonctif sain que quantitativement ? En vertu de quelle loi le tissu conjonctif sain de l'utérus et de la peau serait-il à l'abri de cette action éliminatrice, que défendent les électrothérapeutes ?

Homans, dans son mémoire, a appuyé, lui aussi, sur cette considération.

Les électrothérapeutes n'auraient-ils pas, par hasard, l'intention d'invoquer une propriété élective du courant, qui ferait lui-même la différence entre le tissu sain et le tissu néoplasique ?

Une troisième interprétation de l'action du courant dans l'électrolyse intra-utérine, c'est l'expulsion du fibrome, son *énucléation*. Cette opinion, pour nous, semble contenir plus de vérité. Apostoli, Délétang et La Torre l'admettent et d'ailleurs l'énucléation des tumeurs, par l'influence du galvanisme, est indéniable, les faits cliniques en fournissent des preuves incontestables.

L'explication de ce phénomène nous paraît d'ailleurs facile. Le courant tonifierait la fibre musculaire utérine en état de torpeur et cette stimulation lui rendrait sa vigueur primitive, elle entrerait en lutte avec le fibrome, qu'elle parviendrait à chasser par ses contractions fréquentes et exagérées surtout au moment des séances. Ce serait une *énucléation spontanée sollicitée*.

Mais cette énucléation, qui est réelle, bat en brèche fortement la théorie d'élimination et de volatilisation des tumeurs. En effet, comment concilier ces deux résultats si opposés dans les deux cas et pour quelle raison le courant serait-il tantôt éliminateur et tantôt énucléateur. Le courant changerait donc d'essence suivant qu'il s'agirait de telle ou telle catégorie de tumeurs fibreuses ?

On ne peut évidemment pas invoquer la différence de volume des fibro-myomes, car les faits cliniques publiés par les électriciens ne leur donneraient certainement pas raison.

Quoi qu'il en soit, nous admettons que le courant électrique est un simple stimulant du muscle utérin et que tous les bons résultats obtenus doivent être rapportés à cette action.

Et cela d'autant plus que tous les cas de tumeurs, minutieusement observés, tendent à prouver clairement qu'il n'y a jamais diminution et encore moins disparition du néoplasme.

D'autres hypothèses ont été émises, qui méritent à peine d'être discutées. Ainsi Brose admet une coagulation du sang dans les vaisseaux du néoplasme. Smith (de Montreal) fait jouer un rôle à la stimulation des nerfs trophiques de l'utérus. N'insistons pas.

Nous n'avons pas la prétention de donner une solution à cette question importante, mais il nous est bien permis de poser quelques points d'interrogation et d'essayer d'expliquer à notre manière l'action du courant galvanique.

Si nous errons, ce ne sont pas les électrothérapeutes qui nous jetteront la pierre, puisqu'ils ignorent eux-mêmes comment agit leur panacée. La Torre en fait lui-même l'aveu au commencement d'un mémoire publié en 1889.

« Comment agit l'électricité ? dit-il.

« La lumière n'est pas encore totalement faite sur les points « d'interprétation théorique du mode d'action du courant élec- « trique. »

Nous en sommes convaincus sans cette déclaration officielle.

Lenteur d'action du courant électrique.

Le galvanisme, même dans son action purement palliative, est ordinairement d'une lenteur excessive : la durée du traitement variant de six mois à quelques années.

L'amélioration symptomatique demande parfois plusieurs séances avant de se manifester, et l'on n'obtient de résultat durable qu'après un nombre d'électrisations souvent très considérable.

Nous entrevoyons non seulement les inconvénients, mais encore les dangers qui peuvent résulter de ce manque d'activité et de rapidité dans un traitement, qui doit avoir, avant tout, une action prompte et énergique.

Cette lenteur d'action peut d'abord contribuer à décourager la femme. Ne voyant pas son état s'amender après plusieurs mois, elle renonce bientôt à un traitement, qui ne laisse pas d'être douloureux et ennuyeux. C'est d'ailleurs ce qui arrive très souvent.

De plus, cette lenteur, en dehors des autres reproches qu'on pourrait lui adresser, laisse la femme exposée, comme nous l'avons fait déjà remarquer, à des accidents divers, hémorrhagiques ou inflammatoires, qui rendront difficile, inefficace, ou dangereuse une intervention chirurgicale devenue ultérieurement nécessaire. A la suite des pertes de sang, l'état cachectique peut survenir avant que les effets de l'électrisation aient eu le temps de se faire sentir. Cette temporisation peu explicable prive la malade des chances qu'elle aurait de se débarrasser de son néoplasme et des accidents qu'il entraîne, au moyen d'une opération dont le pronostic est surtout rendu mauvais quand, par le fait de la négligence des femmes et de l'ignorance des médecins, l'intervention est trop tardive. Que ce soit la castration, l'énucléation ou l'hystérectomie, la femme a d'autant plus de chances de guérir qu'elle a plus de force de résistance ou, en d'autres termes, que sa santé est moins altérée par l'ancienneté des lésions.

C'est ce qu'a bien compris Bröse, de Berlin, qui seul conseille cette conduite très sage, de ne pas s'attarder inutilement à faire de l'électrisation dans les cas où les pertes sont abondantes et où l'utérus mesure 12 centimètres.

Cette formule de Bröse limite encore d'une façon assez importante le champ des applications du galvanisme. Nous ne saurions dire dans quelle proportion les utérus myomateux offrent une cavité d'une aussi grande dimension ; tout ce que nous savons, c'est que ce n'est pas là un fait exceptionnel et cette limite est souvent atteinte et même dépassée. Dans ces cas bien nets, il n'y a pas à hésiter ; ou bien alors le médecin qui emploie l'électricité, doit s'armer d'une patience qui n'a d'égale très probablement que sa peur du bistouri.

Car le traitement peut se prolonger très longtemps. Il dure, pour donner des résultats appréciables, environ un an. Dans quelques cas, l'amélioration peut être précoce, mais nous croyons inexact le chiffre de 20 séances rapporté par Apostoli, comme moyenne des applications suffisantes.

Nous avons relevé les quelques observations contenues dans a thèse de Mlle Jakubowska, en écartant toutefois les cas où les malades n'avaient fait que commencer le traitement, et nous avons trouvé une moyenne de 29 séances de galvanisme et de 18 mois de traitement. Il nous serait possible de citer quantité de cas où le nombre des séances a dépassé 40 à 50 et sans succès aucun.

En somme, il est facile de se convaincre de la longueur de la thérapeutique, puisqu'il est de règle de ne jamais donner aux malades plus de deux séances par semaine, et de se contenter souvent d'une seule. Il va sans dire que, durant l'époque menstruelle tout traitement doit être suspendu.

J'ai vu chez des malades traitées par Apostoli, et par d'autres électriciens, persister les mêmes symptômes hémorrhagiques et douloureux après un traitement d'une durée variable, mais considérable dans tous les cas.

Brôse, de Berlin, cite une observation où après 40 séances l'état de la malade n'avait pas changé. Délétang compte un cas analogue. Le cas de Pryor, cité plus loin, et d'autres encore que nous avons résumés viennent à l'appui de notre assertion.

Le Dr Pichevin traite par l'électricité à l'hôpital Necker, depuis 6 à 9 mois, des malades porteuses de fibromes, qui avaient antérieurement subi déjà un traitement galvanique plus ou moins long. Les résultats sont tout à fait négatifs, malgré la longue durée de l'électrisation.

Nous ne prolongerons pas davantage cette énumération qui deviendrait fastidieuse. La moyenne de la durée, d'après les électrothérapeutes, est de 6 à 9 mois ; sans doute ils n'ont rien exagéré. Il nous est donc facile d'établir, à ce point de vue, un parallèle tout à l'avantage de la castration, qui arrête les hémorrhagies dès le premier mois dans les 4/5 des cas. Les femmes castrées peuvent avoir quelques pertes d'eau roussâtre, mais de courte durée. Les métrorrhagies sont tout à fait exceptionnelles.

On cite quelques exemples, où les règles ont reparu périodique-
ment pendant quelques mois, mais l'écoulement était peu abondant et se tarissait bientôt. Et d'ailleurs ce phénomène a été observé le plus souvent chez les femmes où la castration avait été
unilatérale.

Nous reviendrons plus loin sur la comparaison des résultats
au point de vue du volume des tumeurs et de la persistance de
l'amélioration. Nous profitons toutefois de l'à-propos pour dire
que la castration n'a pas la gravité que les électro thérapeutes
lui prêtent, et que pour établir une comparaison logique et d'un
certain poids, on ne devrait plus s'en tenir à la statistique ancienne de Vautrin.

Nous pouvons donc conclure que cette lenteur d'action dans
le traitement par le galvanisme, est toujours une source d'en-
nuis pour la femme et le médecin, et très souvent une source
de dangers, en favorisant le retour des accidents, et en épui-
sant inutilement des forces dont la femme peut avoir besoin pour
une opération ultérieure.

Inconvénients et dangers du galvanisme.

Nous glisserons rapidement sur les inconvénients que présente l'application de la méthode. Il serait sans doute puéril
d'insister longuement sur une question de détails, néanmoins
nous croyons utile d'en faire mention.

Nous signalerons d'abord un inconvénient assez grave au point
de vue de la technique, puisque les résultats obtenus sont sous
la dépendance du bon fonctionnement de l'instrumentation. Il
s'agit de la délicatesse des appareils électriques, qui se détra-
quent fréquemment et sans raison aucune ; et cette considération
est surtout importante pour le médecin éloigné des grands centres.

Viennent ensuite la douleur et la fréquence des séances.

Presque toujours les séances sont douloureuses. Nous avons vu
souvent les femmes se plaindre et geindre fortement. Richelot
rappelle le cas d'une femme qui criait et demandait grâce ; chaque séance pour elle était un supplice.

Ces souffrances sont causées par l'introduction forcée de l'électrode dans un canal souvent rétréci, ou proviennent de l'action
même du courant. Elles atteignent parfois un degré tel qu'on doit
se contenter de placer l'électrode à l'entrée du canal cervical.
L'introduction est encore rendue impossible par l'atrésie du canal
ou par les déviations fréquentes du col, antérieure ou postérieure ; et d'ailleurs les déplacements du corps utérin, sous l'influence du néoplasme, retentissent souvent sur ' ol lui-même,
et un certain nombre d'électrothérapeutes, avides de se faire un
nom, ne tiennent aucun compte de ces difficultés, et appliquent
leur procédé de parti-pris.

En outre, au moment des séances, il y a une congestion marquée des organes génitaux : le col devient turgescent. C'est là,
de l'aveu des électrothérapeutes, un phénomène constant et
qui persiste plusieurs heures. Des coliques l'accompagnent fréquemment.

Après les séances il existe un malaise très prononcé et les
femmes sont prises d'un écoulement séro-purulent, qui peut devenir pénible.

Les électriciens ont insisté avec raison sur la nécessité de
faire reposer la patiente plus ou moins longtemps, après chaque
séance, avant de la laisser retourner chez elle.

Mais ces considérations quasi-secondaires perdent toute importance en face des résultats obtenus, et nous nous hâtons d'en
arriver aux dangers médiats ou immédiats auxquels expose la
méthode Apostoli.

Electrolyse intra-utérine.

Accidents inflammatoires. — Il n'est pas un électricien qui ignore
que la galvanocaustie intra-utérine peut amener des accidents
inflammatoires graves, qui tiennent surtout soit à des erreurs de
diagnostic, soit à des fautes de technique, ou encore à la négligence des précautions antiseptiques.

Dans les accidents de cette espèce imputables à l'électrolyse
intra-utérine nous pouvons établir quatre ordres de processus
différents :

1. Apparition de phlegmasies nouvelles.

2. Réveil de lésions paramétritiques, périmétritiques ou annexielles endormies.

3. Aggravation des lésions au début.

4. Enfin, aggravation d'anciennes lésions pelviennes, annexielles ou utérines.

Les accidents du premier ordre sont heureusement assez rares, grâce aux lois rigoureuses d'antisepsie bien observées en général. Puis il n'est peut-être pas facile d'établir une distinction exacte entre les phlegmasies provoquées et celles qui ne sont que réveillées. D'ailleurs, au point de vue clinique, il importe peu si ces lésions revêtent le même caractère aigu et reconnaissent les mêmes causes.

Quoi qu'il en soit, les principes pathogènes peuvent se transmettre par la voie muqueuse et la présence de l'eschare suppurative à l'intérieur de la cavité utérine favorise considérablement l'apparition possible d'un processus inflammatoire. La désinfection parfaite de la cavité utérine n'est pas chose facile à obtenir et surtout à maintenir, et les opérations qui se pratiquent sur cet organe sont rarement aseptiques. Les microbes virulents peuvent aisément progresser dans les trompes, s'y greffer, et donner naissance à des processus pathologiques divers.

Il est vrai que l'oblitération fréquente des orifices tubaires utérins est un obstacle à la propagation des éléments morbides par la voie muqueuse, mais c'est là une protection bien problématique.

Le réseau lymphatique peut aussi servir de voie de transmission aux microbes divers. On connaît bien l'influence des lésions du col sur l'état des annexes et les preuves ne manquent pas qui établissent que des streptocoques ou des gonocoques partis du col ont pu, en suivant les vaisseaux lymphatiques, déterminer des ovarites primitives suppurées ou non.

Le traumatisme et l'action caustique de l'électrode, peuvent certainement aider à la diffusion des éléments morbides cantonnés dans le col malade, et même provoquer l'apparition de phlegmasies nouvelles, quand l'asepsie de l'électrode laisse à désirer, ce qui, soit dit en passant, arrive bien neuf fois sur dix.

S'il faut une autre preuve que cette explication théorique,

nous citerons les paroles d'Apostoli au Congrès de Dublin 1887 :
« En outre de deux décès, dit-il, sur 400 malades, j'ai de plus à
accuser dix phlegmons péri-utérins, *provoqués ou réveillés* par
le traitement (1). »

Par le même mécanisme, le galvanisme peut amener le réveil
de lésions à l'état latent et ne donnant lieu à aucun symptôme
douloureux. En outre, la congestion occasionnée par chaque
séance, les douleurs, fortes parfois, et la contraction des fibres
utérines qui les accompagne, ne sont pas sans influence sur
l'exacerbation des phlegmasies endormies.

Les lésions pelviennes ou tubaires au début, pour les motifs
invoqués plus haut, peuvent subir une aggravation plus ou moins
marquée. Les trompes sont à parois musculaires et, par le fait
du courant galvanique, éprouveront des contractions tendant à
chasser l'épanchement qu'elles contiennent. Si l'*ostium utérinum*
est oblitéré, le liquide, quel qu'il soit, se déversera dans la cavité péritonéale et de là des accès fébriles aigus variables d'intensité. Si les deux orifices sont fermés, la muqueuse de la trompe
stimulée sécrétera davantage, et ces sécrétions distendant les
poches salpingitiques outre mesure deviendront la cause de douleurs vives et d'autres phénomènes.

Une endométrite septique et parfois assez fréquemment, une
pseudo-endométrite coexiste avec le fibrome. La pseudo-endométrite n'est qu'une congestion marquée d'une muqueuse épais-
sie et à capillaires friables. Cette stase sanguine est due uniquement au voisinage irritant du néoplasme et non à la présence
de microbes. Au cours du traitement électrique elle peut devenir
virulente par des fautes contre l'antisepsie.

L'endométrite septique elle-même peut s'aggraver d'une manière inquiétante et prendre un caractère hémorrhagique ou pu-
rulent qu'elle n'avait pas auparavant. Les observations, où les
hémorrhagies ont augmenté, ne manquent pas à l'appui de mon
assertion.

L'aggravation des lésions annexielles par le fait de l'électrisation est admise sans conteste et la présence de celles-ci consti-

(1) *Bull. gén. de Thér.* (Août 1887).

tue la seule contre-indication précise au traitement des fibro-
myomes par le galvanisme.

Hémorrhagies. — Elles sont possibles à la suite des séances,
surtout quand le pôle négatif a été intra-utérin. Les femmes à
fibromes douloureux, accompagnés de troubles menstruels, y
sont plus prédisposées. On sait que l'électrode négative est très
congestionnante, et Danion, autrefois partisan, adversaire maintenant de la méthode Apostoli, croyait utile de faire observer
qu'on détermine parfois, avec le pôle négatif, des hémorrhagies
très inquiétantes.

Apostoli lui-même ne dissimule pas qu'au début du traitement
le pôle négatif peut augmenter les hémorrhagies existantes ou en
provoquer l'apparition si elles n'existent pas. Un peu de persévérance, dit-il, dans le traitement supprimerait bientôt ces pertes
de sang (1). C'est une arme à double tranchant dont le mode
d'action est assez obscur et de plus amples détails ne seraient
pas inutiles pour *satisfaire* un esprit tant soit peu inquisiteur.

Certaines hémorrhagies peuvent avoir pour point de départ
une application trop prolongée de l'électrode intra-utérine dont
l'action qui finit par être *cautérisante*, va parfois jusqu'à ulcérer
la muqueuse friable dans toute son épaisseur. Ces cautérisa-
tions peuvent intéresser des vaisseaux d'un volume assez considérable ou ouvrir dans la cavité utérine des portions kystiques
ou vasculaires d'un néoplasme ramolli ou dégénéré.

Nous avons été à même d'examiner un utérus enlevé par hystérectomie abdominale, qui présentait à la face supérieure de
son endométrium une large surface d'ulcération, à bords assez
profonds et taillés à pic. La malade avait été soumise à un
traitement électrique suivi à courte échéance d'une hémorrhagie
terrible. La quantité de sang perdu et la crainte d'une seconde
hémorrhagie, qui eût certainement emporté cette femme, rendi-
rent urgente l'ablation de l'utérus.

En face des caractères particuliers de l'ulcération on a pu
affirmer que l'électrolyse l'avait produite et que le sang avait
dû filtrer à travers cette ouverture béante.

(1) Thèse de Carlet (1884).

Atrésie. — L'atrésie du corps est exceptionnelle, mais l'atrésie cervicale est un fait presque constant, qui peut se produire dès les premières séances, et l'introduction de l'hystéromètre ne tarde pas à devenir difficile ou douloureuse.

Nous voulons bien croire que cette atrésie est ordinairement peu prononcée et cède à un traitement approprié, avec assez de facilité. Mais nous sommes moins disposé à admettre que ces atrésies, qui, dans nombre de cas, permettent à peine le passage d'une sonde filiforme, ne soient jamais accompagnées de dysménorrhée. Souvent, en effet, des atrésies n'atteignant pas le degré ci-dessus mentionné, ont été accusées d'être la cause déterminante de troubles menstruels surtout dysménorrhéiques et l'on ne peut logiquement supposer que tous les gynécologues qui ont prétendu avoir guéri des dysménorrhées en supprimant des atrésies plus ou moins prononcées, aient tous fait des erreurs de diagnostic.

A moins de prétendre que les atrésies dues au galvanisme diffèrent essentiellement de celles qui sont produites par d'autres caustiques ou par la rétraction de surfaces cruentées, ce que les électrothérapeutes n'ose. ont sans doute soutenir.

D'ailleurs, après avoir affirmé la bénignité de ces atrésies, Délétang ajoute qu'il est utile de prévenir les malades de la possibilité de la dysménorrhée et de les engager à aller trouver un médecin si la sortie du sang devient douloureuse (1).

Ce conseil n'est sans doute pas, — du moins nous aimons à le croire, — une simple banalité et prouve bien la possibilité de l'accident dont nous parlons, plus fréquent qu'on semble vouloir le dire.

Accidents dus à la galvano-puncture.

Ils sont plus fréquents et plus graves que ceux produits par la galvano-caustic intra-utérine.

La galvano-puncture détermine souvent des péritonites, quelquefois mortelles, par la perforation du cul-de-sac de Douglas, ou l'ouverture d'un pyo-salpinx.

Des vaisseaux importants peuvent être facilement perforés.

(1) *Loc. cit.*

En outre, les viscères pelviens sont exposés à être blessés. La vessie est aisément ouverte et, dans le cas de ponctions antérieures, on conseille de s'entourer de nombreuses précautions. Même, on recommande de s'abstenir tout à fait de ponctions dans le cul-de-sac antérieur.

Les poches salpingitiques sont parfois crevées et c'est surtout avec la galvano-puncture que les erreurs de diagnostic deviennent funestes. Des kystes ovariques ont été ponctionnés et leur suppuration a amené la mort.

La septicémie est un autre accident de la galvano-puncture. La tumeur, trop fortement attaquée, se mortifie d'abord et se sphacèle bientôt, et la femme ne tarde pas à présenter des symptômes aigus d'infection.

« On doit prendre un grand soin, dit Criado, pour ne pas percer aucun vaisseau important, la vessie ou le cul-de-sac de Douglas et pour ne pas produire avec la ponction des accidents non prévus (1).

Mlle Jakubowska dit que la galvano-puncture constitue un procédé dangereux, car elle peut intéresser le péritoine et créer un foyer de suppuration à élimination et antisepsie impossibles (2). Et voici les précautions qu'elle recommande :

a) Ponctionner peu profondément.

b) Ne pas intervenir dans le cul-de-sac antérieur.

c) Eviter les vaisseaux artériels.

d) Prescrire à la femme, après chaque séance, plusieurs jours de repos au lit.

e) Défendre le coït.

f) Réaliser une antisepsie parfaite.

Apostoli compte dans sa statistique un cas de mort pour ponction trop profonde et ce procédé est si dangereux que Brose de Berlin, et Délétang, malgré leur grande foi au galvanisme n'osent pas y recourir.

Nous traduisons enfin ces quelques lignes d'un travail du Dr Kellog (Bathe Creek, Mich.)

« L'inflammation pelvienne qui suivait l'application du cou-

(1) Brooklyn, *Med. Journal*, avril 1891.
(2) *Loc. cit.*

rant, en dépit des plus minutieuses précautions d'antisepsie, m'a fait abandonner cette méthode. Mais, depuis, j'ai appris du Dr Apostoli lui-même, lors de ma dernière visite, qu'il employait la galvano-puncture bien moins fréquemment qu'auparavant. Je considère, pour ma part, ce procédé comme trop aveugle et dangereux » (1).

Doléris, dès 1887, avait signalé dans les *Nouvelles Archives de Gynécologie et d'Obstétrique* les divers accidents que nous venons de passer en revue.

Mortalité.

Il nous semble à propos de mentionner les cas de mort dus au galvanisme.

Sans doute, la question de mortalité est très controversée, mais notre intention n'est pas de nous attarder à suivre dans leurs discussions interminables les adversaires ou les partisans de la méthode Apostoli.

Nous ferons cependant remarquer que la polémique a lieu uniquement entre des électrothérapeutes préconisant chacun des procédés opératoires différents.

D'ailleurs, il n'est pas facile d'établir une moyenne exacte de la mortalité, vu le nombre de cas restreints sur lesquels porte la statistique de certains électriciens.

Apostoli a donné comme moyenne 1 pour 100. Ce sont là, nous l'avouerons, des chiffres assez brillants; mais, de son côté, Danion a déclaré, devant l'Académie de médecine, que la mortalité par la méthode Apostoli s'élevait à Paris à plus de 4 pour 100. Danion révoque en doute l'exactitude des chiffres donnés par Apostoli. La question n'est pas encore tirée au clair.

Lawson Tait, de Birmingham, avoue trois morts sur 15 malades traités.

Gautier, dans sa première statistique, accuse 1 1/2 pour 100 de mortalité.

Délétang, sur 17 observations personnelles, n'a pas eu de cas malheureux.

(1) *Times and Register*, Janv. 1891.

Homans, sur 31 cas, a eu trois morts, dont une tardive (1).

D'après ces quelques chiffres, nous voyons que la mortalité est évidemment plus élevée qu'on ne le croirait au premier abord. Et s'il fallait imputer au galvanisme les morts éloignées qu'il a occasionnées indirectement chez des femmes *électrisées pendant longtemps*, et opérées chirurgicalement, alors seulement qu'elles étaient cachectiques et privées de toute force de résistance au shock opératoire, le pronostic deviendrait bien plus sombre encore.

Sans doute, on pourrait nous opposer de longues séries de femmes galvanisées, sans une seule mort. Mais cela n'effacerait pas les cas malheureux survenus, et nous avons la conviction que la mort, si exceptionnelle qu'elle soit, peut survenir en dépit de la science, de l'habileté et de la prudence de l'électricien traitant. C'est ce point que nous voulons établir. Nous profiterons de cette occasion pour comparer la statistique des opérations sanglantes à celle de l'électrothérapie. Et d'abord, nous tenons à faire ressortir la mauvaise foi ou l'ignorance de certains électriciens, qui continuent à apporter, pour les interventions chirurgicales, des statistiques trop anciennes et depuis longtemps améliorées. Encore, dans le numéro de février 1891 de la *Revue internationale d'Electrothérapie*, dans un parallèle des pronostics de l'une et l'autre méthode, M. Gand reproduit les chiffres de mortalité recueillis en 1885 par Vautrin. La castration, dit-il, donne 13 à 14 0/0 de morts. Cette statistique est de l'*histoire ancienne*, et, aujourd'hui, la mortalité ne dépasse guère 3 0/0. C'est là une différence digne d'être soulignée.

La dernière statistique de Lawson Tait (nov. 1890), portant sur 271 cas de myomes traités par l'ablation des annexes, n'accuse que 6 cas malheureux, c'est-à-dire une mortalité de 2 1/5 0/0 (2).

Doléris n'a pas eu de mort à la suite d'ablation des annexes pour les myomes utérins.

Richelot, sur 15 malades traitées par la castration, eut un cas de mort, qu'il dit n'être pas imputable à l'opération elle-même (3).

(1) Treatment of fibroid tumours of the uterus (Apostoli methode), 1891.
(2) *British med. Journal*, nov. 1890.
(3) Electricité, castration, etc., 1890.

Le Dentu et Jacobs (Bruxelles) dépassent à peine 3 pour 100 de mortalité.

Pozzi n'a qu'une infime mortalité.

Lucas-Championnière a fait, à l'hôpital Saint-Louis, une longue série de laparotomies sans un seul décès.

Bien qu'un parallèle ne soit guère possible entre le galvanisme et la castration, le galvanisme étant plutôt sur un pied d'égalité, avec les opérations de la petite gynécologie, les chiffres ci-dessus font bonne figure, même à côté de ceux que fournit l'électrothérapie.

Ces chiffres offrent un certain intérêt et les électriciens sont tenus de les connaître s'ils veulent établir des comparaisons sérieuses avec les résultats de la chirurgie actuelle.

Quant aux autres interventions radicales, myomotomie, hystérectomie, bien que la statistique ne soit pas aussi brillante que celle de la castration, elle est loin encore des chiffres publiés dans la *Revue d'Electrothérapie* (loc. cit.).

A simple titre de renseignement, nous donnons la statistique la plus récente que nous connaissions des principaux chirurgiens.

Terrillon (hystérectomie)		mortalité	11 % (1)
Richelot	»	»	10 % (2)
Pozzi	» (Statistique générale)	»	23 à 25 % (3)
Gill Wyli	»	»	10 % (4)
Olshausen	»	»	22,2 % (5)
Martin	»	»	18 % (6)
Léopold	»	»	20 % (7)

Fritsch a fait 60 hystérectomies avec 8 morts seulement.

Doléris a fait 11 hystérectomies et 8 énucléations par la voie abdominale sans un seul cas de mort (8).

(1) *Revue de chirurgie*, déc. 1870.
(2) *Revue de chirurgie*, déc. 1850.
(3) *Traité de gynécologie.*
(4) *Am. J. of Obst.*, oct. 1889.
(5) *Zeitsch f. Geb und gyn.*, t. XX, 1890.
(6) *Idem.*
(7) *Idem.*
(8) Voir R. Chevrier « Enucléation par la voie abdominale. »

Terrier seul, apporte une statistique très sombre, chiffrant la mortalité à 45 p. 100, et c'est précisément celle que les électriciens choisissent comme terme de comparaison.

Nous reconnaissons volontiers que si le parallèle était possible il serait tout à l'avantage du traitement palliatif. Mais il faut aussi avouer que la bénignité du galvanisme disparaît en face des résultats acquis par le traitement radical, résultats qui compensent amplement les dangers auxquels il expose.

D'ailleurs, quel que soit le chiffre de la mortalité, le chirurgien, avant tout, doit être guidé dans sa décision opératoire par les indications ressortant à la fois et des caractères du néoplasme et de l'état général de la malade. Les considérations d'âge et de procréation ultérieure auront aussi leur poids. Ni le préjugé, ni la peur, ne doivent entraver le choix longuement mûri de la conduite à suivre.

Afin de bien établir dans l'esprit des médecins les dangers de la méthode Apostoli, nous donnons ci-dessous les observations résumées de quelques cas malheureux que nous avons recueillis.

Obs. I.—*Electricité vaginale. Cinq séances. Péritonite. Mort.* (Dr Gautier.)

La malade présentait des masses fibreuses très développées et adhérentes au petit bassin. Col inaccessible, en antéversion exagérée. Douleurs vives et impotence complète. Cinq séances de courant continu, l'électrode vaginale étant protégée par un tampon de coton hydrophile. Quatre jours d'intervalle entre chaque séance. Intensité 40 à 60 milliam.

Après la 5me séance, la malade quitte Paris et succombe 3 jours après aux suites d'une péritonite aiguë attribuée à la rupture d'une pyosalpinx méconnue (1).

Obs. II. — *Fibrome mou. Electro-puncture. Septicémie. Hystérotomie. Mort.* (Dr Doléris.)

Tumeur volumineuse. Ancien écoulement de liquide séro-sanguinolent très abondant. Série d'électro-punctures par Apostoli. Aggravation de l'état de la malade. Accidents septiques intenses. Putréfaction des parties mortifiées par l'action caustique de l'électrode. Fièvre intense, suintement fétide, faiblesse extrême.

L'opération est jugée urgente. Hystérotomie et morcellement par

(1) Courant continu en gynécologie. 1890.

le Dr Doléris. La tumeur, enlevée en deux séances, est entièrement pu-
tréfiée jusqu'à son pédicule. Il existait des trainées de tissu décom-
posé au travers de parcelles volumineuses de tissu résistant et
inaltéré. La malade mourut (1).

Obs. III. — *Gros fibrome dur. Galvano-caustie positive intra-utérine. Septicémie. Mort.(Dr Homans).*

Mlle C.... Tumeur à évolution rapide et dépassant bientôt l'ombilic. Hémorrhagies peu intenses. Rétroversion du col. Introduction
difficile de l'électrode. Dosage jusqu'à 150 m. a. Pôle négatif d'abord,
pôle positif ensuite. Séances douloureuses.

Après la 6me séance souffrances aiguës et vomissements. On donne
de la morphine. La température est élevée les jours suivants. Res-
piration rapide. Langue sèche et sale. Diarrhée forte. Douleurs dans
le côté, le bras et l'épaule. Délire. Enfin la malade meurt avec tous
les symptômes de la septicémie aiguë (2).

Obs. IV. — *Tumeur enclavée. Ascite. Perforation de la vessie. Echec.* Dr Malherbe cité par Délétang. (Nantes).

Mlle D..., âge 27 ans. Grosses masses néoplasiques occupant tout
le petit bassin. 18 ponctions. Résultats négatifs. Nouvelles ponctions
avec pôle négatif (100 mill.). Après la 5me séance chute d'une eschare
créant une fistule vésico-vaginale. Traitement interrompu. Progrès
de la tumeur et de l'ascite. Mort environ un an après l'accident (3).

Obs. V. — *Fibrome du volume du poing. Séances d'intensité moyenne. Péritonite aiguë.* (Dr Poisson, cité par Délétang).

Mme J..., 50 ans. Tumeur hémorrhagique. Deux séances bien supportées. 50 à 100 mil. Le lendemain de la 3me séance, péritonite aiguë
localisée. Menaces de phlegmon. Rétablissement de la malade. Mais
le traitement n'est pas repris (4).

Obs. VI. — *Fibrome. Electrolyse. Aggravation.* Dr Coe (New-York).

Tumeur de moyen volume. Hémorrhagies et douleurs s'accentuent.
Traitement prolongé. Echec complet. On pratique la castration et
l'état de la malade est rapidement amendé (5).

(1) Secheyron. Hystérotomie vaginale, 1888.
(2) Loc. cit.
(3) Loc. cit.
(4) Loc. cit.
(5) *New-York. Obst. Soc.* Janvier 1890.

OBS. VII. — *Tumeur volumineuse. Galvano-puncture. Phlébite.*
Dr Homans.

Mᵐᵉ Hue K... Fibrome dépassant l'ombilic de 4 pouces. Au début,
plus développé à gauche, mais bientôt égal de volume des deux côtés.
Antéversion du col. Galvano-puncture, 50 mill. 8 minutes. Cinq jours
après, seconde ponction à 40 mill. Séance de 7 1/2 minutes. Trois jours
après cette dernière séance, douleurs vives dans la jambe et la cuisse
gauche. Ces douleurs s'accompagnent d'œdème et d'anémie. Le lendemain la jambe est très gonflée et douloureuse. La malade se réta-
blit de cette phlébite après trois mois d'un traitement approprié. Elle
refuse d'essayer l'électricité à nouveau (1).

OBS. VIII. — *Tumeur emplissant le bassin, mais mobile. Pôle positif.*
Hémorrhagies. (Dr Homans).

Mᵐᵉ F., 45 ans. Fibrome très développé et à plusieurs lobes. Le 20
avril 1888, première séance. L'introduction de l'électrode est suivie
immédiatement d'une hémorrhagie excessive que le pôle positif à une
intensité de 80 mil. n'est pas parvenu à arrêter. Séjour de 48 heures
à l'hôpital. Traitement suspendu. La malade meurt un mois après de
pneumonie.

OBS. IX. — *Tumeur arrivant au niveau de l'ombilic. Electrolyse. Septi-*
cémie. Enucléation spontanée. Guérison. (Dr Holland.)

Mᵐᵉ C... 36 ans. Fibrome diffus. Hystérométrie, 16 à 18 cent.
Après plusieurs applications du courant négatif d'abord et positif
ensuite survient un mouvement fébrile marqué. Température 39°.
Cet accès fébrile dure 10 jours. Ecoulement vaginal fétide. Douleurs
abdominales. Après ce laps de temps expulsion d'une masse de tissu
nécrosé. Deux jours après nouvelle élévation thermométrique (40°)
qui dure 48 heures et se termine par l'expulsion de la seconde moitié
de la tumeur gangrenée. La femme s'est rétablie lentement.

OBS. X.— *Fibrome interstitiel. Traitement électrique. Ménorrhagies.*
(Dr Homans.)

Mme B......, 24 mars 1888. Tumeur de la paroi antérieure. Troubles menstruels. Cavité mesurant 11 cent. Electrolyse intra-utérine
négative. Diminution rapide de la tumeur, mais apparition d'un
nouveau symptôme, c'est-à-dire des ménorrhagies.

OBS. XI. — *Fibrome traité par le galvanisme. Aggravation. Hysté-*
rectomie. Guérison. (Dr Pryor).

Mme X......, 48 ans. Séances tous les quatre jours, à 150 milliamp.
Les pertes sanguines augmentent et à plusieurs reprises attaques

(1) Loc. cit.

de pelvi-péritonite grave. Traitement prolongé ayant duré près de 3 ans sans résultat aucun. Dépérissement et aggravation des symptômes. Hystérectomie. Guérison (1).

Obs. XII. — *Petit fibrome. Electrolyse. Atrésie cervicale.* (Dr Délétang).

Mme H....., 37 ans. Hémorrhagies dues à la présence d'un noyau néoplasique minuscule (2). Huit séances seulement. Les pertes cessent et n'ont pas reparu, mais il a fallu depuis, à plusieurs reprises, dilater le canal cervical atrésié et produisant des troubles menstruels.

Obs. XIII. — *Fibrome interstitiel. Hystérométrie 14 cent. Péritonite Reprise du traitement électrique. Demi-succès.* (Apostoli).

Mme J....., 43 ans. Tumeur hémisphérique, de consistance molle. Douleurs abdominales et règles abondantes. Vertiges, nausées, anémie. Galvano-caustique négative. Intensité 100 mill. Après la 4e séance, simulant une péritonite, analogue aux accès antérieurs. La malade reste 8 jours au lit. Trente jours après, 5e séance, à la même intensité, suivie d'une autre crise douloureuse. Changement de pôle et amélioration progressive de l'état de la malade. Toutefois, douleurs peu amendées et leucorrhée persistante.

Nous pourrions continuer cette énumération, mais les quelques exemples que nous venons de citer suffisent à établir la possibilité et la réalité d'accidents graves au cours de l'électrisation.

Sans doute, ces exemples, quelque nombreux qu'ils puissent être, n'infirment en rien les bons résultats obtenus à la faveur du galvanisme, pas plus d'ailleurs que des accidents de nature différente ne déconsidèrent l'intervention chirurgicale. Nous avons cru toutefois utile d'attirer l'attention sur des dangers réels inhérents à la méthode Apostoli, qu'on évitera d'autant mieux qu'on les méconnaîtra moins.

A la suite de cet exposé il est logique de conclure que l'application de la méthode Apostoli demande du tact et des précautions. Elle a ses dangers et une statistique de mortalité assez forte, pour exiger du médecin qui veut y recourir, une connaissance parfaite de la technique à suivre, des propriétés organoleptiques de tel ou tel pôle, des précautions antiseptiques ou autres à

(1) *N. York Soc.*, obs. janvier 1850.
(2) Mlle Jakubowska, loc. cit.

prendre, et surtout une certaine habileté de diagnostic qu'une grande pratique seule peut donner.

Pour ce qui est de la galvano-puncture, peu en vogue, d'ailleurs, nous dirons comme les électrothérapeutes eux-mêmes, que c'est un procédé extrêmement délicat et qui ne devra être employé que sur des indications spéciales et précises.

Médiocrité des résultats.

Nous sommes de l'avis de Gill Wyli et de beaucoup d'autres chirurgiens qui croient que le procédé d'Apostoli, a été proné d'une façon exagérée.

Et d'abord nous avons, dans la lecture attentive des observations publiées par les partisans du traitement électrique des tumeurs, cru trouver la preuve évidente de ce que nous affirmons.

Nous avons aussi eu l'occasion de suivre nombre de malades qui, en dépit d'un traitement prolongé par le galvanisme, n'ont présenté aucune amélioration locale. Les hémorrhagies et les douleurs avaient persisté ; la leucorrhée souvent était plus abondante ; et le volume de la tumeur n'avait pas éprouvé la moindre diminution. Quelques-unes de ces malades néanmoins se sentaient plus fortes et améliorées au point de vue de l'état général.

Dans les cas relativement heureux, les symptômes signalés ci-dessus s'amendaient, mais ne tardaient pas à reparaître, dès que le traitement était interrompu.

Plusieurs femmes, longtemps électrisées par Apostoli et d'autres médecins, ont dû réclamer une opération radicale afin de mettre un terme à des souffrances et à un épuisement, que l'électricité appliquée avec persévérance, n'avait nullement modifiés.

Il y a six mois à peine (20 mai 1891), nous avons vu pratiquer par M. Péan, à sa maison de la rue de la Santé, une hystérectomie vaginale pour fibrome utérin, qui s'était montré réfractaire à l'influence heureuse du courant galvanique et occasionnait chez la femme de redoutables pertes sanguines qui la retenaient loin de ses occupations.

Voici le résumé que nous a donné l'analyse de quelques mémoires pris au hasard.

Le Dr Délétang publie une statistique de 32 observations dont 16 personnelles. Dans 5 de ces dernières il a noté une diminution de la tumeur. Le fibrome a augmenté de volume une fois et le volume n'a pas varié dans les autres cas.

Pour ce qui est des douleurs et des hémorrhagies il eut 4 échecs dont 3 complets.

Les 16 autres observations ont donné les résultats suivants.

11 fois seulement, les hémorrhagies étaient signalées. Sur ces 11 cas, il y eut 8 cas de guérison, 2 insuccès et 1 cas de retour. En outre, cette statistique comprend une perforation de la vessie et une énucléation de corps fibreux.

En somme, il y eut 6 cas où le traitement échoua entièrement.

Mlle Jakubowska, a donné le compte rendu de 13 cas de fibromes traités par Apostoli.

La diminution du volume des tumeurs n'a été notée que 3 fois.

Elles ont augmenté dans 2 cas seulement. Dans 2 autres cas les douleurs ont persisté. Les hémorrhagies ont été arrêtées, dans tous les cas, à une exception près.

Une des malades a eu un accès de péritonite, presque toutes ont souffert de semi-atrésies plus ou moins accentuées, et il y eut aussi un cas d'énucléation de la tumeur précédée de quelques troubles de température, etc.....

Bröse, sur 10 cas, vit les hémorrhagies disparaître 8 fois. Il compte donc 2 insuccès complets, dont l'un en dépit de 40 séances de galvanisation.

Sur 6 autres cas non hémorrhagiques, il y eut diminution de la tumeur et suppression de la douleur chez deux malades seulement.

Voici les conclusions du travail de Homans comprenant l'histoire de 34 cas de néoplasmes.

Volume de la tumeur diminué dans 3 cas.

Augmentation de la tumeur dans 11 cas.

Tumeur restée stationnaire dans 15 cas.

Santé améliorée dans 15 cas.

Diminution des hémorrhagies dans 9 cas.

Aggravation des hémorrhagies dans 6 cas.

Hémorrhagies non influencées dans 12 cas.

Marche moins pénible dans 16 cas.

Aggravation des douleurs dans 3 cas.

Atténuation des douleurs dans 6 cas.

Mort pendant le traitement, 1 cas.

Morts peu après le traitement, 2 cas.

Dans 20 cas de fibromes traités par la méthode Apostoli à titre d'expérience, Doléris n'a observé, en aucune façon, ni la disparition de la tumeur, ni même sa diminution sensible, malgré l'intensité des courants employés. Dans les rares cas où il y a eu diminution, le résultat n'a pas persisté. Les douleurs n'ont pas été modifiées sensiblement ; les hémorrhagies influencées au début ont reparu une fois le traitement suspendu.

Le seul avantage qu'il reconnaît à l'électricité, c'est d'être un tonique général favorable à la nutrition et à la récupération des forces.

Lapthorn Smith (de Montréal) croit beaucoup au galvanisme, et pour expliquer son heureuse influence invoque son action tonique nerveuse activant les échanges et facilitant la résorption des exsudats péri-myomateux.

En somme, on peut conclure de tout ce qui précède, que la santé générale est améliorée, que les métrorrhagies sont souvent supprimées, que les menstrues sont régularisées, mais que les douleurs sont plus rebelles et que le volume des tumeurs n'est nullement diminué, ni leur croissance empêchée.

Et la grande objection c'est le retour des phénomènes pathologiques, dès la suspension des séances ; et la nécessité d'appliquer un traitement continuel pour maintenir des résultats obtenus.

De plus, on a fait cette remarque, bien judicieuse que puisque le *néoplasme n'était pas supprimé, sa présence au milieu du tissu utérin était une menace continuelle pour la santé.* Sans doute dans les cas heureux, tant que dure le traitement, le danger n'existe pas, mais qui empêchera la réapparition des lésions premières lorsqu'elles seront sollicitées par un ensemble de circonstances morbides, analogues à celles que le galvanisme a corrigées.

Par le fait de l'électricité la muqueuse est restaurée, le parenchyme utérin tonifié et stimulé, s'oppose à l'envahissement du tissu néoplasique qu'il circonscrit ou tend à expulser. C'est ce qui constitue l'amélioration de la femme et l'atténuation des symptômes qu'elle présentait.

Mais qu'une nouvelle infection intra-utérine ait lieu, qu'il y ait altération de la muqueuse, inflammation et flaccidité du muscle utérin, si le traitement électrique est supprimé, nous nous demandons pourquoi les mêmes lésions reconstituées ne donneraient pas naissance aux symptômes constatés antérieurement et momentanément supprimés ou amendés.

Nombre de faits cliniques viennent à l'appui de cette considération.

D'un autre côté, l'énucléation des tumeurs sous l'influence du courant, devient impossible ou dangereuse pour les larges fibromes logés dans une portion considérable du parenchyme utérin et pour les néoplasmes non encapsulés, fusionnés intimement aux tissus sains. Quant aux petits et moyens fibromes, cette éventualité est toujours problématique et n'est pas dénuée elle-même de dangers.

Pour les néoplasmes de grand volume, combien nous préférons à ce procédé, long, ennuyeux, aveugle, et dont le but n'est jamais bien déterminé, une intervention rapide, réglée, débarrassant la femme d'un seul coup et s'accompagnant de peu de dangers entre des mains habiles, je veux parler de l'*énucléation par la voie abdominale ou par la voie vaginale*.

La mortalité n'a aucune signification d'ailleurs, et l'on ne peut appeler bénin un traitement qui *ne tue pas*, mais qui *laisse mourir*.

Richelot reconnaît que l'électricité est le meilleur des palliatifs, mais il est d'avis que la première condition pour qu'elle réussisse, c'est l'approche de la ménopause.

« La castration ovarienne, dit-il, réussit plus souvent et plus définitivement » (1).

Lawson Tait est l'adversaire déclaré de la méthode Apostoli, et l'opinion du grand chirurgien de Birmingham a certainement quelque importance. Les résultats qu'il a obtenus par le courant galvanique expliquent assez sa manière de voir.

Au contraire, dans la laparotomie par castration, sur 271 cas, il enregistre 6 morts et 8 insuccès ; et les résultats définitifs se décomposent de la manière suivante :

(1) *Loc. cit.*

Avant l'âge de 40 ans, 70 %, des tumeurs disparaissent complètement ;

Entre 40 et 45, elles diminuent d'une manière très sensible ;

Après 45 ans, la diminution ne dépasse pas 1/6 à 1/3 du volume.

Cette règle souffre pourtant des exceptions.

L'opération, dit Tait, ne soulage pas seulement, elle guérit entièrement et d'une manière permanente (1).

Les électriciens peuvent-ils en dire autant de leur méthode ? Sans doute, la castration échoue quelquefois, mais ce n'est pas là une preuve de l'efficacité de l'électricité. Car il est loin d'être vrai que le galvanisme doive réussir là où la castration n'a pas réussi. Par contre nous voyons couramment l'histoire de cas où l'électricité n'ayant donné aucun résultat on pratiqua la castration qui, immédiatement, apporta une amélioration marquée à l'état de la malade.

Les observations qui précèdent, comme celles qui vont suivre, justifient suffisamment notre manière d'envisager la question du traitement électrique, comparé à l'intervention chirurgicale plus ou moins radicale. Nous aurions pu facilement apporter un nombre de cas plus considérable.

Obs. I (inédite). — Mme Dupré, 38, rue Durel, 46 ans. Traitée longtemps par le Dr Tripier. Fibrome du ligament large droit, accolé à la moitié droite de l'utérus, gros comme le poing environ. Utérus refoulé et déjeté à gauche. Hystérométrie 9-10 cent. Electrolyse datant de plusieurs mois. Amélioration de l'état général. Constipation toujours opiniâtre. Pertes de sang aussi considérables qu'avant. Douleurs aussi vives dans les lombes et les aines. En somme, succès local nul. La malade n'est venue à la consultation du Dr Doléris qu'une fois.

Obs. II.— Le Dr Kellogg, dans son Mémoire, publie un cas où il (obs. V) a appliqué un courant de 300 mill. avec des résultats très médiocres. Les hémorrhagies ne furent pas diminuées et la tumeur continua de croître. L'état général s'aggravant on fit la castration et tout rentra bientôt dans l'ordre, le fibrome diminuant rapidement et les symptômes ne se renouvelant plus.

Obs. III.— Tout l'intérêt de l'observation du Dr Pryor que nous avons donnée plus haut réside dans la longue et très soigneuse appli-

(1) Loc. cit.

cation du traitement électrique (3 ans) avec des résultats fort mauvais. L'électrisation était d'ailleurs fort pénible pour la malade. Il en est de même du cas du Dr Coe.

Obs. IV (inédite). — Mme X... Fortes hémorrhagies. On ne fait pas le diagnostic de fibrome et l'on pratique le curettage. Les métrorrhagies récidivant, on fit des injections au perchlorure de fer. La malade ne fut pas améliorée. On essaya enfin l'électricité. Le traitement dura quelques mois et les pertes, malgré tout, prirent un tel caractère de gravité que la malade fut retenue à la maison et enlevée à ses occupations. M. Péan pratiqua l'hystérectomie vaginale. Une tumeur grosse comme un marron obturait la cavité utérine très distendue. L'utérus était volumineux et en dégénérescence scléreuse. La malade a guéri.

Obs. V. — Mme X..., 46 ans. Enorme tumeur bilobée. Utérus enclavé et douloureux. Hystérométrie 8 cent. Cachexie de la malade. Traitement électrique pendant un an. Séances accompagnées de souffrances intolérables. « Quand la femme fut réduite à l'état complet d'épuisement et qu'il *ne restait rien des épargnes du mari*, on vint frapper à la porte de l'hôpital » (sic).

Cette femme qui ne sortait plus de son lit, anémiée, exsangue, était un bien mauvais cas pour le chirurgien. Au risque d'assombrir la statistique, on l'opéra. Extirpation de deux corps fibreux. Rupture dans l'abdomen d'une poche purulente. Lavage du péritoine, etc.

La malade est morte d'hémorrhagie en nappe due à un état athéromateux des vaisseaux. Les pédicules des fibromes et celui de la poche tubaire étaient intacts (Dr *Richelot*) (1).

Obs. VI. — Mme X. (de Rochefort). Elle souffre d'une tumeur volumineuse. Le ventre est gros. Le fibrome est mobile et mamelonné, ayant l'air d'une masse composée de plusieurs fibromes sous-péritonéaux. Quelques pertes. Mais surtout des douleurs. Traitement électrique pendant deux mois. Les douleurs ne sont nullement influencées. La femme était fatiguée et ne trouvait aucun changement à son état. Le Dr Richelot conseille l'hystérectomie abdominale (2).

Obs. VII (inédite). — Mme Mas..., 41 ans, rue Vaneau, Paris. Fibrome assez volumineux siégeant dans la portion droite de l'utérus. La tumeur est interstitielle, mais, vu son volume, empiète légèrement sur la région du ligament large correspondant. Hystérométrie 9 cent. Règles très abondantes et, en outre, métrorrhagie. Ces phénomènes datent de plusieurs années.

Elle est soumise au traitement électrique depuis 6 mois dans le

(1) *Loc. cit.*
(2) *Loc. cit.*

service de M. Le Dentu. Son état local n'est nullement amélioré. Les douleurs qu'elle accusait et les mémorrhagies n'ont guère été modifiées. L'hystérométrie n'a pas changé non plus et dès que la malade manque une séance les phénomènes s'accentuent davantage. On donne jusqu'à 100 milliamp. par jour. Pourtant, les dernières règles furent presque normales et l'état général est bon.

Obs. VIII (Inédite). — Mme Fau...., 33 ans, rue Beffroy, Paris.

Tumeur fusionnée au tissu utérin. Utérus remontant au niveau de l'ombilic. Pertes de sang considérables. Sensibilité extrême de la femme. Nervosisme marqué. La femme est soumise au galvanisme depuis le mois d'octobre 1883, époque à laquelle elle est venue consulter le Dr Pichevin, qui s'occupe de gynécologie, dans le service de M. Le Dentu. Mme F.... se plaint toujours des mêmes sensations pénibles. Les douleurs surtout ne sont pas modifiées. Les hémorrhagies ont un peu diminué. Mais la leucorrhée est bien plus abondante depuis l'institution du traitement. Le volume de la tumeur n'a pas varié d'une manière appréciable. L'état général est assez bon toutefois. Mais les séances ne doivent pas être interrompues.

Il faut avouer que ce ne sont pas là des résultats brillants chez une femme qui subit assez régulièrement deux séances par semaine depuis plus de 9 mois.

Obs. IX (1). — Mme Lam...., 31 ans. Hémorrhagies répétées. Dans l'intervalle des époques menstruelles, leucorrhée abondante. Anémie. L'utérus est augmenté de volume et près de la corne droite, latéralement, on sent un noyau fibromateux du volume d'une aveline. Dilatation et curage sans résultats. Galvanisation. La malade subissait deux séances par semaine régulièrement. Au bout de 18 à 20 électrisations aucun amendement ne se manifestant, M. le docteur Doléris pratique la laparotomie. Il fait d'abord l'énucléation du petit noyau néoplasique reconnu par le toucher et, en face de la dégénérescence totale fibromateuse de l'utérus il enlève les annexes. La malade sortait de la Clinique guérie et bien portante 27 jours après l'intervention.

CONCLUSIONS.

Sans doute, dans ce travail, nous nous sommes appliqué à mettre en relief les côtés faibles de la méthode Apostoli, sans insister sur les quelques avantages qu'elle possède de l'avis de tous les médecins.

(1) Voir R. Chevrier. Enucléation des fibr. myo. utérins par la voie abd. In *Nouv. Archives d'Obst. et de Gyn.* N° de mai, Obs. II.

Pourtant, avant d'en arriver à nos conclusions qui pourront paraître sévères, aux yeux de quelques-uns, nous tenons à reconnaître que le galvanisme a pu éviter à des malades, *peu nombreuses*, l'éventualité d'une intervention qui s'imposait, a pu *soulager momentanément* des femmes souffrant d'hémorrhagies et de douleurs, et, dans certains cas très rares, rendre quelques services à des malades jeunes et ne voulant, à aucun prix, accepter une opération sanglante.

En somme, c'est plutôt un tonique général, mais peu fidèle dans son action, nous en trouvons la preuve dans la variabilité des résultats obtenus par ceux qui emploient ou essaient l'électricité. Et, quelles que soient les raisons et les causes invoquées pour les expliquer, les insuccès n'en existent pas moins fréquemment.

Personnellement, nous ne conseillerons la méthode Apostoli (électrolyse intra-utérine) que pour des lésions au début; ou encore pour des lésions anciennes chez une femme approchant de la ménopause, et surtout, condition essentielle, dans les cas, où les symptômes morbides n'offrent pas une gravité telle qu'ils exigent une intervention plus énergique et plus rapide.

En dehors des conditions précédentes où la méthode Apostoli est loin de toujours réussir, nous la croyons inutile et dangereuse.

D'ailleurs, voici les conclusions auxquelles nos recherches et nos observations nous ont conduit.

1° La méthode Apostoli n'est guère en faveur auprès des gynécologues et chirurgiens en renom.

2° *Il ne suffit pas, pour être électricien, de se munir d'appareils électriques, il faut, de plus, avoir à son actif un certain bagage de connaissances en gynécologie et en électricité.*

3° La connaissance précise des lésions en électrothérapie gynécologique est indispensable et le galvanisme, comme moyen de diagnostic, est une utopie dangereuse.

4° Le courant continu a ses indications et ses contre-indications qu'il faut connaître, sous peine d'exposer ses malades à des accidents parfois mortels.

5° Le galvanomètre est, en général, d'une utilité pratique très contestable.

6° Le mode d'action du courant électrique est encore du domaine des hypothèses.

7° L'action de l'électrolyse est d'une lenteur excessive à se manifester.

8° L'application du galvanisme, sans parler de quelques inconvénients de peu d'importance, est entourée d'une foule de dangers dont la fréquence et la gravité sont loin d'être en rapport avec les attributs utiles d'une méthode purement palliative. Ceci est surtout vrai pour la galvano-puncture.

9° Les résultats que donne l'électricité dans le traitement des fibro-myomes utérins sont médiocres et inconstants.

Les femmes, tôt ou tard, pour la majeure partie, *sont forcées de recourir à une intervention chirurgicale* pour laquelle elles sont moins préparées qu'avant le traitement électrique.

a) Comme résolutif, le galvanisme est absolument inefficace.

b) Comme analgésique, il est très infidèle.

c) Comme hémostatique, il donne d'assez bons résultats.

10° La castration a une statistique qui n'est guère plus sombre que le galvanisme, et ses résultats lui sont supérieurs au point de vue de la durée et de la rapidité

11° Dans les tumeurs pédiculées, le courant continu est tout à fait impuissant. La castration donne des résultats satisfaisants, mais c'est la myomectomie qui est alors indiquée, surtout s'il y a des phénomènes accentués de douleurs et de compression sur les vaisseaux, les nerfs et les viscères du petit bassin.

Nous terminerons en disant qu'on a eu tort de trop demander à la méthode, et, tout en rendant hommage à la valeur d'Apostoli, et lui sachant gré de son accueil amical, il voudra bien nous permettre de ne pas accepter, aveuglément, comme beaucoup l'ont fait, les théories qu'il expose, d'ailleurs très savamment, et qui, enseignées par lui, semblent assez brillantes pour réussir.

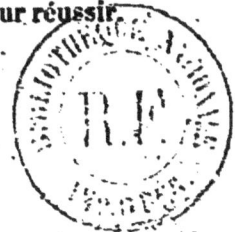

Clermont (Oise). — Imprimerie Daix frères, 3, place Saint-André.

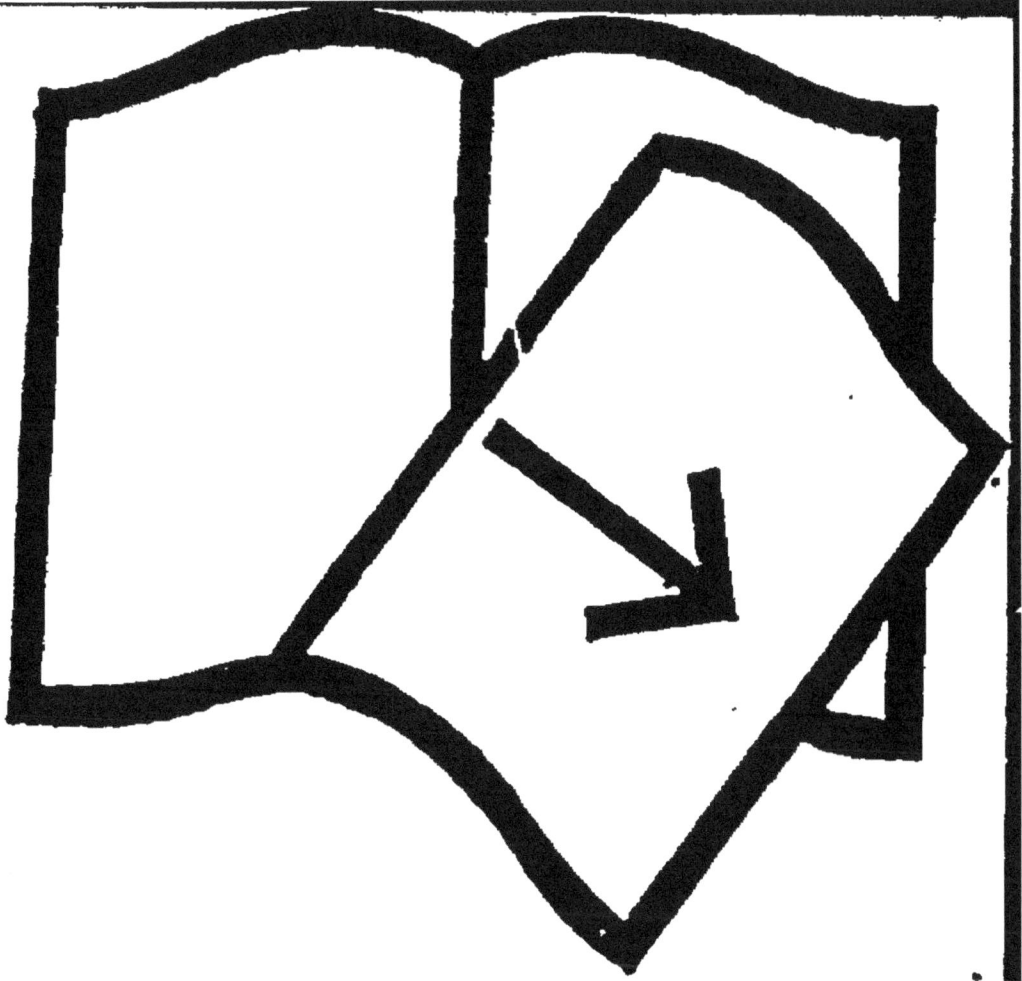

Documents manquants (pages, cahiers...)
NF Z 43-120-13